看護に生かす 腹臥位療法

うつぶせ寝で「身体と心」を取り戻す

監修
日野原重明

編著
川嶋みどり
丸川征四郎

日本看護協会出版会

<巻頭言>

高齢者に勧めたい"腹臥位療法"

　本書は日本初の「看護職に向けての腹臥位療法」のテキストです。また、看護職だけでなく、医師・介護職、そして介護をする家族、すべての人に向けて「うつぶせ寝の素晴らしさ」を知っていただく本でもあります。

　腹臥位、つまり"うつぶせ"で寝るだけで、実に多くの不調が改善します。私自身、もう15年も腹臥位で休むようにしています。私は22歳のときに患った結核の合併症である気管支拡張症で、眠っている間に痰がたまり、朝、それが出ることはやむを得ないと思っていましたが、腹臥位で眠るようになって喀痰がなくなりました。夜間に腹臥位をとることで痰の貯留が妨げられたのだと考えています。

■ "うつぶせ寝"を21世紀の国民運動に

　1999年に発足した「腹臥位療法推進研究会」は、年に1回、全国各地から腹臥位療法を行っている研究者や実践者が集まり、事例を報告しています。2016年6月には、その第17回目が開催されます。

　研究会では、今まで腹臥位療法の目覚ましい効果が報告されてきました。それらを聞くたびに、私は「腹臥位療法は極めて論理的で、しかも庶民的な健康法になる。21世紀は"うつぶせ寝"を国民運動に持っていくことだ」と思い続けています。

■ 腹臥位療法との出会い

　そもそも私が腹臥位療法に取り組むようになったのは、1998年、ある雑誌に掲載されていた有働尚子医師による「フランスでパーキンソン病の患者

に腹臥位療法の効果があり、日本で試してみたところ非常に効果的であった」という論文でした。

これを読んで興味を持った私は、「腹臥位療法」を財団法人聖ルカ・ライフサイエンス研究所の研究テーマに選び、有働医師と川嶋みどり氏と私の3名で「腹臥位療法推進研究会」を1999年に発足しました。そして、研究を進める中で、1977年には、アメリカで急性肺呼吸不全の患者に腹臥位で酸素吸入すると患者が楽になることや、肺水腫での死亡率が減ることが報告されていることがわかりました。

日本でも2002年に故・並河正晃医師が、高齢者の排泄障害を研究する中で、夜間の睡眠時に腹臥位にすることで便秘や失禁が改善することを『老年者ケアを科学する』(医学書院)に著していました。また、1994年には本書の共同著者である丸川征四郎医師らも、急性呼吸不全の治療に腹臥位が大そう有効であるという医学論文を著わしています。

■ なぜ、腹臥位がよいのか
——7つの効果、私の体験も含めて

ところで、脊椎動物はそもそも"腹臥位"で寝ていることが圧倒的に多いことはおわかりになるでしょう。そして、人間は「魚類→両生類→爬虫類→哺乳類→ヒト」と進化してきた脊椎動物です。ですから人間も腹臥位で寝ることが最も自然だと考えられます。

これは、脊椎動物の臓器は背骨から垂れ下がるようについていて、仰向けだと背骨の上に臓器が乗ってしまうため、内臓が圧迫されて血流が悪くなるなどのデメリットがあるからです。その最も重要な原理をもとに腹臥位療法のメリットを簡単に述べてみましょう。

❶ 呼吸が楽になる

腹臥位になると、自然に腹式呼吸になって肺活量が増えます。前述しましたが、私は気管支拡張症という持病があり、胸郭が狭いため、他の人よりも肺活量が少ないのです。しかし、腹臥位療法を続けた結果、肺活量は1900ccから2900ccへと約1.5倍増加して、呼吸が楽になりました。

❷　咳が減り、痰が出やすくなる

　夜間に咳が多く、痰が切れずに苦しんでいる状態の患者を腹臥位にすると、多くの患者で痰の喀出がスムーズになり、咳が減ります。気管支喘息の発作で入院した患者を回診したとき、起座呼吸の状態で苦しそうに点滴注射を受けていたので腹臥位をとらせると15分後には喘鳴が著しく減少しました。その患者からは「なぜ呼吸器専門の主治医がこれを教えてくれなかったのか。私はうつぶせになって呼吸が楽になった」と大変感謝されました。

❸　舌根沈下が起こらない

　腹臥位になると喉頭蓋が喉頭を閉じるため、嚥下の最中に食べ物が気道に入ることはありません。特に高齢者の場合は、仰臥位では舌根沈下により、食べ物を誤嚥しやすくなるので腹臥位は効果的だといえます。完全な腹臥位でなくても、ベッド上で上半身を起こし、少し前傾気味の姿勢で水分を飲むとむせることがありません。また、舌根沈下によって咽頭腔が狭窄されて起きるのが「いびき」です。そして、咽頭腔がさらに完全にふさがれて起きるのが「睡眠時無呼吸」です。これらも腹臥位にすると重力の作用で咽頭腔・咽頭腔が広がり、防ぐことができるのです。

❹　自立が促進される

　高齢者や半麻痺の患者は仰臥位だと人手を借りなければ起き上がることができません。つまり"使える手足が使われない"状態です。しかし腹臥位だと、使えるほうの手を使いながら起き上がることができます。そして自力でベッドから立ち上がれます。「身体の中で使える部分を使う」ことにより、リハビリテーションとしても腹臥位は効果的だといえます。

❺　褥瘡ができない

　腹臥位では骨の突起とベッド面での接触が少なくなるために褥瘡ができにくくなります。フランス人の多くは生まれたときから、大人になっても腹臥位をとり続ける人が多く、重い病気になって寝たきりになっても褥瘡はほとんどできないとのことです。

❻　排尿・排便しやすくなる

　尿道と膀胱の構造により、腹臥位では排尿しやすくなり、残尿が減ります。

その結果、尿路感染を起こさなくなります。また、便通もよくなることが多いのです。

❼ 腰痛が楽になる

人間は直立姿勢になるために、腹筋・背筋・大臀筋が発達しました。立位はそれらの筋肉が収縮した状態です。そして、実は仰臥位では筋肉が立位と同じ状態になっているので休まりません。それに対して、腹臥位になると、筋肉はリラックスします。「なかなか治らなかった腰痛がよくなった」という症例を私は何度も経験しています。

■ "うつぶせ寝"は危険ではない
——腹臥位療法実践の勧め

「うつぶせに寝せると赤ちゃんが突然死する」と怖がる人もいるでしょう。しかし、乳幼児突然死症候群（SIDS）の原因は不明であり、仰臥位でも起こり得ることで、腹臥位のせいであるとはいえません。ただし、乳児や寝たきりの方など、自分で首を動かすことができない場合、よく観察をすることは大切です。

＊

腹臥位療法は、予防医学的にも、リハビリテーションにも効果的であることが実証されています。また、認知症状態が少なくなり、認知症予防にもつながります。本書を手にした皆さんは、ぜひ、まず高齢者の方や半麻痺のある患者に実践してみていただきたいと思います。

2016年5月

聖路加国際大学 名誉理事長
日野原 重明

もくじ

［巻頭言］高齢者に勧めたい腹臥位療法
.... 日野原 重明　2

［プロローグ／第Ⅰ章］療法としての腹臥位の見方・考え方
.... 川嶋 みどり　10

［第Ⅱ章］"看護職"が実践する腹臥位療法 —— 腹臥位で看護が変わる、変えられる

1　看護の視点で腹臥位療法を捉える .... 川嶋 みどり　22

2　腹臥位療法との出逢い
　　一般病床における活用①　市立加西病院 .... 織邊 智香子　37

3　腹臥位療法を導入して14年
　　一般病床における活用②　東大和病院 .... 比留間 恵　51

4　腹臥位療法は患者・家族・スタッフ全てを変える
　　柳原リハビリテーション病院 .... 宮城 恵里子　62

5　腹臥位療法でQOLが大きく向上
　　療養病床での活用 .... 大宮 裕子　74

6　腹臥位療法で摂食嚥下障害が改善
　　ナーシングホーム気の里 .... 田中 靖代　85

7　腹臥位療法が「看護とは何か」を示唆
　　訪問看護での活用 .... 眞島 千歳　96

[第Ⅲ章] 腹臥位療法の実際 —— 腹臥位療法の看護技術と注意点
・・・・・・・・・・・・・・・ 大宮 裕子・川嶋 みどり・田中 靖代・眞島 千歳・比留間 恵　112

腹臥位療法の導入に当たって／腹臥位療法導入のための事前準備／
腹臥位へのポジショニングと体位変換／腹臥位療法を1人で行うときの注意点／
腹臥位療法を2人で行うときの注意点／腹臥位を安全に実施するための対策

[第Ⅳ章] 腹臥位療法の"よくある質問"に答える
・・・ 大内 基史　130

[第Ⅴ章] もっと深い知識を求める人のために

1　腹臥位の生理学的効果とその機序

　　急性呼吸不全に対する腹臥位の効果 ・・・・・・・・・・・・・・・・・・・・・ 丸川 征四郎　144

2　神経筋疾患の呼吸異常に短時間腹臥位療法が有益

　　ドレナージ効果と呼吸機能に及ぼす影響 ・・・・・・・・・・・・・・・・ 安間 文彦　159

[エピローグ] 望まれる、腹臥位を科学する看護の視点
・・ 丸川 征四郎　171

執筆者一覧 ・・・ 8

執筆者一覧

■ 監修

日野原 重明　　聖路加国際大学 名誉理事長／腹臥位療法推進研究会 代表

■ 編著

川嶋 みどり　　日本赤十字看護大学 名誉教授
丸川 征四郎　　医療法人医誠会 医誠会病院 名誉院長

■ 執筆（執筆順）

日野原 重明　　前掲
川嶋 みどり　　前掲
織邊 智香子　　市立加西病院 看護副部長
比留間 惠　　　おおたか脳神経外科・内科 業務部長
　　　　　　　（前東大和病院 看護部長）
宮城 恵里子　　医療法人財団健和会 臨床看護学研究所
大宮 裕子　　　日本赤十字看護大学大学院看護学研究科博士後期課程
　　　　　　　（前目白大学看護学部 講師）
田中 靖代　　　ナーシングホーム気の里 代表取締役
眞島 千歳　　　社会福祉法人尊徳会 特別養護老人ホーム 奥びわこ
　　　　　　　（前そらとびねこ訪問看護ステーション 管理者）
大内 基史　　　社会福祉法人聖隷福祉事業団 聖隷横浜病院 院長補佐 呼吸器外科部長
丸川 征四郎　　前掲
安間 文彦　　　独立行政法人 国立病院機構鈴鹿病院 副院長

第Ⅰ章
療法としての腹臥位の見方・考え方

〈プロローグ〉

　2014年12月21日、腹臥位療法推進研究会により開催された「第16回腹臥位療法セミナー」で、103歳になられた日野原重明氏が、日本における腹臥位療法のさきがけとしての故・並河正晃医師の遺徳を偲び、名著『老年者ケアを科学する』[1]の概要を紹介されながら「腹臥位療法の本質」について熱く語られました。

　並河氏は、日本の超高齢社会を見越して、寝たきりの廃用症候群の予防と軽減、そして治癒のために有用な腹臥位療法のメカニズムを解明し、その高齢者ケアへの有効性を提唱された方です。1999年、胃がんとの厳しい闘病のさなかにまとめられた本書は、氏の遺言でもあると評価されていて、そこには壮大な哲学が読みとれます。

　著書の中で、並河氏が「腹臥位療法の哲学」として述べられているところを要約すると、

「小宇宙（人体／人間／Microcosmos）と大宇宙（地球／太陽系／宇宙／Macrocosmos）、ヒトを含む進化、発生・発達、重力の影響などに着目して腹臥位療法は組み立てられており、大小両宇宙の相互関係そのものを用いた治療法である。大宇宙（地球や太陽など）が及ぼした小宇宙（人体）への影響を解き明かし、それらを診療に適切に利用するこれからの医療のあり方の一つに位置づく。この関係に立脚して、さまざまな成果が生み出され、新たな地平が築かれる予感を思う」

と語られています。

はじめに

「腹臥位」と聞けば、看護師なら誰でもそれが体位の一種であり、腹部を下にした寝方（うつぶせ姿勢）であることを知っています。しかし、そこに「療法」という言葉が続くと、それがどのような方法で行われ、どのような効用があるのかについての情報を持っている看護師はそれほど多くはないように思います。

人間は、古くから1日24時間のうちの約3分の1は就眠する習慣を持っていて、日本人の場合、一般に「仰臥位」で寝ることが定着してきました。したがって、健康人でも腹臥位で寝ること自体に抵抗を持つ場合も少なくありません。さらに、乳幼児のうつぶせ寝が、死亡事故の一因としてメディアにも取り上げられてきたので、腹臥位への抵抗感がいっそう増しているようです。

一方、臨床で腹臥位といえば、脊椎の手術後や眼科の手術後の特別の姿勢という受け止めをしがちで、慣れない姿勢で過ごす患者の苦痛の緩和に看護師の関心が向きがちなのも当然かもしれません。

しかし、腹臥位姿勢は健康人にとっても多くのメリットがあります。病人や高齢者の場合でも、腹臥位姿勢が種々の症状緩和や改善に有用であることも実証されています。「療法」という言葉を用いてはいますが、この方法は、患者自身の体位による生理的な変化を活用したものなので「自然の回復過程を整える」という意味からも、優れて「看護的な療法である」とも言えるのです。

そこで腹臥位療法の由来とこれまでの歩みをたどりながら、現時点における腹臥位療法について考えてみましょう。

1　人間本来の自然の姿に近い腹臥位姿勢

(1) 脊椎動物の進化の歴史

地上の脊椎動物の祖先は、もとをたどれば魚類であることが化石の調査か

表　脊椎動物の進化と脊椎の方向および背腹の位置関係

脊椎動物の歴史（進化）	魚類	両生類	原猿類	ヒト
発生からの時間	5億年	3〜4億年	6,000万年	500万年
時間の比	100	60〜80	12	1
脊椎の方向	水平	水平	斜め（頭が上,尾が下）	垂直
昼間の背部と腹部の位置	背が上、腹が下	背が上、腹が下	背が上、腹が下	上下なし
腹臥位から立位に至る姿勢群	腹臥位	上半身挙上腹臥位	体幹前傾姿勢	立位・椅子座位

［並河正晃：老年者ケアを科学する，p.35，医学書院，2002．］

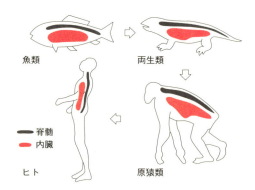

図　脊椎動物の進化に伴う脊椎と内臓の位置の変化

ら明らかだそうです。その魚類の一部が両生類に進化し、さらに爬虫類の一部から、鳥類と哺乳類が進化したといいます。魚類の発生は約5億年前ですが、体幹が前傾姿勢になる哺乳類の原猿類（キツネザル等）が登場したのが約6000万年前、そしてヒトの祖先が直立二足歩行によって脊椎の方向を垂直にしたのは約500万年前だとのことです（表、図）。

　その寝方ですが、数ある哺乳類の中でも仰臥位で眠るのは人間だけのようです。日常的に目にすることができるペットの犬や猫でも、じゃれるとき以外は背骨を上にした姿勢です。

ヒトの歴史は脊椎動物の歴史の中の 100 分の 1 ですから、本来の脊椎動物に備わった身体構造から見て、睡眠中の自然な体位は腹臥位であることが合理的だといってもよいでしょう。

(2) なぜ、腹臥位睡眠か

　自身も腹臥位睡眠をされている日野原氏の説明を聞いてみましょう。

　「例えば、仰臥位で眠ると重力の作用で胃の幽門は脊椎の上に引き上げられることになります。しかし、腹臥位であれば消化管の内容は脊椎を乗り越える必要がありませんから、たとえ眠る前に食事をしても、胃腸の蠕動はスムーズになります。舌根沈下や気道狭窄によるイビキや睡眠時無呼吸も腹臥位では軽減されます」

　「腎臓・尿管・膀胱・尿道の解剖学的な位置から、尿は仰臥位よりも腹臥位で自然に流れ出ます。副鼻腔炎や気管支拡張症で膿や分泌物が気道や細気管支に貯留しやすい患者さんでは、腹臥位の体位ドレナージ効果によって、分泌物は口や鼻から自然に流れ出ます。仰臥位中に起こりやすいとされている飲食物の誤嚥、それによる肺炎の予防も腹臥位で期待されます」

　そして日野原氏は"安静の害"の視点からもこう述べます。

　「絶対安静は、筋の廃用性萎縮、関節拘縮や骨粗鬆症を短期間に進行させて、不安定歩行や起立性低血圧による転倒などでの骨折を併発させやすいのです。過度の安静によるこれらの悪循環を断ち切るためには、まず病人をベッドから起こし、座らせ、立ち上がらせることです。腹臥位がその契機になると思います」[2),3)]

2　「療法としての腹臥位」の歴史

(1) 最初の臨床例と日本における研究の始まり

　1932 年、英国の Eve.F.C. は、ポリオウイルス感染による呼吸筋麻痺症例の論文を『Lancet』誌に発表し、その中で腹臥位療法について触れているそうです。体位の生体に及ぼすさまざまな作用を活かした最初の臨床デー

タは、1960年代の終わり頃にヨーロッパのある心臓外科医が、開心手術後の患者を仰臥位から側臥位に体位変換することによって、PaO$_2$（動脈血酸素分圧）が改善することに気づき、頻回に側臥位にすることを勧めた論文[4]があるといいます。その後の臨床医学の世界での腹臥位の実践ならびに研究の動向、そして日本における救急救命センターでの活用例等については後述（第5章）されますが、医学界では、腹臥位と呼吸機能の関連について気づいてはいたものの、これを「治療法に活用する」という考え方はその頃はまだなかったようです。

　最初の「療法としての腹臥位」は、1980年代に福岡県大牟田市で中山壽比古医師らによって始められた「在宅寝たきり老年者に対する畳の上での水平腹臥位」でした。

　「うつぶせ療法」という名で、同市内の「みさき病院」をフィールドにした50例について、膝・股関節の拘縮に対して極めて有効な治療法であることを、中山氏は日本老年学会で報告されました（1989）[5]。

　この報告に注目されたのが、冒頭にご紹介した並河氏でした。氏は、寝たきりの廃用症候群の治療、とりわけ排便・排尿障害の患者への前傾前屈姿勢を維持する生活台による腹臥位の効果を、厚生省長寿科学研究班の研究の一環として位置づけます。そして、その臨床研究を、みさき病院はじめ多施設との共同研究により進めました。

　同研究班の一員として迎えられたみさき病院神経内科医長の有働尚子氏は、その成果を看護系の専門誌に発表し、日本の看護界に腹臥位療法への関心を波及させる端緒となりました。

(2) 腹臥位療法導入の経緯

　有働氏は、留学先のフランス・パリのサンタンヌ病院で行われていた「パーキンソン病患者の後方突進現象を是正・矯正するために斜面台を用いて患者さんをうつぶせにする方法」をヒントに、帰国後、病院の通常のベッドで腹臥位を試行しました。

　患者は、同じくパーキンソン病で長期臥床中でしたが、体幹後面の褥瘡を

治す目的で腹臥位にしたところ、関節拘縮や呼吸合併症の改善にも効果がありました。そこで、他の疾患で長期臥床を余儀なくされている高齢の患者に対しても「ベッドサイドリハ」として位置づけ、腹臥位を行い、予想以上の効果を上げたことを「看護学雑誌」に発表しました[6]。

かねてから筆者（川嶋）も、「体位が意識の覚醒度に影響する」という生理学的な根拠に基づき、札幌麻生脳神経外科病院の看護師らの実践に啓発され、東京・足立区の医療法人健和会の看護師らとともに、脳卒中で長期臥床をしている高齢者や、脳外傷によるダメージの大きい患者を積極的に起こして、その反応を評価する取り組みを研究的に行っていました。

ベッド上での座位をできるだけ直立位に近く保つための補助用具[7]（背面開放座位保持補助具［通称：座ろう君］）の開発を、福祉用具のデザイナーらとともに行い、その効果についても検討を行っていたところでしたので、有働医師が提唱する腹臥位療法には大変興味を抱きました。

そして、加速化する高齢社会の下で、寝たきり予防から人間復権まで広い範囲にわたる哲学を具体化するこの方法は「まさに看護が追求している課題そのものである」と共感した次第です。

こうして、腹臥位療法を実際に行ってみて成果を上げている看護師らとの座談会や鼎談などを通じて、そのさまざまな効用について学び、共有しました[8,9]。ここでは、1999年の夏に行われた日野原・有働・筆者の鼎談で語られた内容の一部を紹介しましょう。

鼎談では、腹臥位が呼吸管理にも有用であり、腹圧や腹筋の刺激によって腸蠕動を促すことができることなども語られていましたが……。

「フランスから日本に戻って来て、生きた人間ではなく動かない"静物"に近い状態の患者さんに対して、高度医療の名の下にIVHやバルーンを入れて人工的に手を加えている医療行為はショックでした。そのことをあたかも日常生活の一部のように看護業務として行っている看護師、そして何の疑問も持たない医師が多いこともショックでした」（有働）

「IVHは、人間のdigestive（消化を促す）な"噛む"と"嚥下する"といった機能を使わないから、disuse syndrome（廃用症候群）が起こるわけで

すね。人間のいのちを守る、健康を回復するために非人間的なやり方でやってきた医療を改めるときに来ていると思いますよ」(日野原)

「腹臥位療法は寝たきりの高齢者を起こし、寝たきりを防ぎ、精神・身体・自律神経機能を網羅的に改善することで、人々が長期にわたって"その人らしく自立した生活"を営む可能性、つまり、人々のQOLに寄与するのですね」(川嶋)

「極めて論理的な腹臥位療法で、しかも庶民的な方法だから、これを国民運動に持っていくこと――21世紀はこれだと思います」(日野原)

この最後の日野原氏の言葉が契機になって、「日本人よ。みんな腹臥位で休みましょう！」という活動を進めるために「腹臥位療法推進研究会」(以下：研究会)を発足させる運びになりました。1999年12月のことでした。

3 「腹臥位療法推進研究会」の発足

研究会の設立記念講演会に集まった人々は350人にものぼり、盛況でした。そこで発表された会則の目的には、

①深刻かつ重要な〈寝たきり患者〉に対する実践的解決策としての〈腹臥位療法〉の理解及び普及
②全人的アプローチとしての〈腹臥位療法〉の生命哲学的医療姿勢により〈寝たきり高齢者〉のQOLの向上
③〈生ある限り生き生きと〉〈健康寿命〉において世界に恥じることのない臨床医療を普及する

とあります。

以来、研究会は毎年開催され、臨床や在宅での実践報告や教育講演、パネルディスカッション等が行われてきました。今、参加者は医療・看護・介護に携わる者のほか一般市民の方たちも含まれていて、レギュラーメンバーも少しずつ定着しつつあります。

研究会では年次別に主要テーマを掲げて、その時々の問題意識に応じて登壇者を迎え、腹臥位療法に対する疑問やこだわりについて交流してきました。

回を重ねるごとに進化していることを研究会のメンバーたちは実感しているところです。

　この間の歩みを振り返ってみますと、毎年テーマも演者も異なりますが、その都度多くの学びがありました。一口に腹臥位療法といってもその切り口によって、さまざまな問題や課題が浮かびます。その内容をいくつかのカテゴリーに分けてみますと、次のようになります。

❶**腹臥位療法の原理と機序→臨床からエビデンスへ**
❷**腹臥位療法への期待→どのような場合に効果が期待できるか**
　・廃用症候群（拘縮・褥瘡・見当識障害など）の予防
　・嚥下障害患者へのアプローチ
　・呼吸機能改善→急性呼吸不全・慢性閉塞性肺疾患など
❸**実技の習得**
　・腹臥位姿勢のとり方
　・マット、枕などに関すること

4　腹臥位療法導入時から今日までの課題

(1) 適応の範囲と限界

　当初は、腹臥位にしさえすればめざす目標が全て解決するかのような理解がなかったとはいえません。療法である以上、必ず適応があるはずなのに"腹臥位のメリット"のみに心が奪われたきらいがあります。

　つまり、反省点として押さえておかなければならないことは「安全性の面からの検討と効果のなかった例についての正直な報告の重要性」です。実は、腹臥位療法を長期臥床患者に導入しようとして、肩関節部位の骨折を起こした例がありました。その事例を重くみた当事者らは「腹臥位療法は必ず理学療法士と連携して行うことにした」と言います。

(2)「習慣化しさえすれば誰でも安楽なはず」という認識でよいか

　脊椎動物の進化の歴史からみて、背骨を上にして休むのが実は普通の姿と

いうのを鵜呑みにして、「最初は苦しくても腹臥位に休むのがよい。何といっても多くのメリットがあるからだ」として、腹臥位療法適応者の少々の苦痛を無視した強行はなかったかについての反省です。

　腹臥位療法を提唱した並河氏は、実は「仰臥位こそ休息にとってはメリットがあるのだ」と言っています。しかし、その一方で「心身の休養に好ましい仰臥位やファーラー位の姿勢を、活動すべき昼間にも夜間に引き続きとり続けることによる高齢者の不可逆的な器質的病変が生じる」と述べていることに注目する必要があります。つまり、腹臥位療法導入に際して、人間の休息と活動のサイクルを日内リズムとの関連でみる見方が欠落していたことに気づくのです。

(3) 社会で共有する技術

　研究会の成果が次第に普及して、病院単位で積極的に取り組んで成果を上げたことも報告されるようになりました。単発的ではあっても全国各地で腹臥位療法を試み、学会等での発表も散見するようになりました。また、有働氏の精力的な執筆活動の影響も普及に貢献した要因であると思います。

　ただ、2001年に出版された彼女の著書のタイトルに「有働式」という用語が使われていたことへの疑問は提示しておく必要がありそうです[10]。すなわち、腹臥位療法の歴史的経緯からも、有働氏以前の先人たちの業績があったことは事実であり、「療法としての腹臥位」は廃用症候群をはじめ高齢者のさまざまな症状に対して有用な方法であることは、既に各地で発表されていたからです。

　安全な腹臥位姿勢を保持するために必要な知識、ならびに腹臥位が有効性を発揮する症状や状態等について、職種を超えて多くの医療従事者が実践し、その成果や問題点などに関する知識を共有していることは、腹臥位療法が既に"社会が共有する技術"になっているということです。腹臥位療法でとらせる腹臥位は、誰が行ってもできる腹臥位であるし、技術化されて言語化されたものです。つまり、その技術は万人が使用可能なものであるのです。個人の占有物のような印象を与える命名は正しくないことを指摘してお

きます。

5　腹臥位療法の"いま"

　腹臥位療法のエビデンスは未だ研究途上であり、症状緩和のメカニズムは明らかであるとは言えません。したがって、積極的に臨床実践を蓄積して"経験知"を蓄積する必要があります。そして、このような実践を行う場合には「たとえ科学的な根拠が不明でも実際に行ってよい結果を招き、安全性が担保されているなら躊躇せずに行ってみよう」とのスタンスがとても大切なことだと思います。

　ところが、客観的に見ても、腹臥位療法が現場に遍く広がっていないことは事実のようです。ポジショニングというごく基礎的な手技・手法を用いたアプローチであり、先人たちによって研究的に取り組まれているのに、なぜ、思うように普及しないのでしょうか。

　まず、医療・ケアのスタート時点で患者は仰臥位に休んでいる状況がスタンダードになっていることも、その要因としてありそうです。また、並河氏の指摘のように「人間として四つ這いになることを感情的に嫌悪すること」もその理由でしょうか？　「腹臥位姿勢を保つ」などということは、超過密高速回転の医療現場にはそぐわないのでしょうか？　「療法」という名の由来から「医師の指示がないと実施できない」という声も聞こえてきそうです。

　腹臥位療法は、超高齢社会における患者の可能性に働きかける看護技術として位置づけられると思いますので、次章で"看護"にフォーカスを当てて論じることにいたしましょう。

【引用・参考文献】

1) 並河正晃：老年者ケアを科学する　今、何故腹臥位療法なのか，p.53，医学書院，2002.
2) 日野原重明：私が内科医として多年行ってきた臨床医学のエッセンス（第1回睡眠と心臓血管研究会），日本医事新報，4432，2009.
3) 日野原重明・安間文彦：腹臥位療法の意義について，日本医事新報，4337，p.68-71，2007.
4) 丸川征四郎：腹臥位管理の呼吸生理学概説，看護学雑誌，66（5），2002.

5) 中山壽比古他:「在宅におけるうつぶせの効果」第1報, 老年医学会雑誌, 26, p.116, 1989.
6) 有働尚子:低ADL（高齢）患者に対する腹臥位療法のすすめ, 看護学雑誌, 63 (11), p.1004-1031, 1999.
7) 川島みどり:こんな助っ人欲しいな! 背面開放端座位保持具を考案, 看護学雑誌, 57 (9), p.818-821, 1993.
8) 川島みどり・石村敏子他:座談会 看護実践としての腹臥位療法, 看護学雑誌, 63 (11), p.996-1003, 1999.
9) 日野原重明・有働尚子・川島みどり:鼎談 腹臥位療法への期待, 看護学雑誌, 63 (11), p.1032-1039, 1999.
10) 有働尚子:＜有働式腹臥位療法＞への招待 PART-1・7, VITA生命学研究所, 2001.

第Ⅱ章
"看護職"が実践する腹臥位療法
—— 腹臥位で看護が変わる、変えられる

1 看護の視点で腹臥位療法を捉える

1　看護の本質と看護技術

1）その人の可能性に働きかける視点

　現代医学の進歩は、限りなく高度の医療技術を臨床現場にもたらしました。その結果、延命や救命に著しく貢献したことは、多くの人々の認めるところです。

　しかし、病人や高齢者にとって真に恩恵をもたらしたかどうかについては議論のあるところでしょう。がんの発症を告知され、手術や化学療法、放射線療法を行っても期待する結果にはならず、本人・家族ともども苦しむ例は枚挙にいとまがありません。

　また、寿命の延長を素直には喜べない事情の一端に、加齢とともに進むADLや見当識レベルの低下をはじめ、高齢者特有の心身問題への対応に伴う家族の介護負担の問題も顕在化してきています。さらに、圧倒的多数の看護師の働く「医療施設」では、高度医療技術と効率性に価値を置いた超過密高速回転ともいうべき日々の連続で、看護師は意に添わない業務に追われている一面もあります。

　しかし、看護とは「人々がどのような健康状態や障害レベルであろうと、人間らしくその人らしく生きていくことを援助すること」です。基本理念は、その人の自然治癒力に働きかける全人的アプローチであるのです。

　でも、現代医療の中の看護は、そのような理念を具体化するような実践を重ねているとはいえない現実があることも認めなければなりません。それは、ややもすれば看護師の仕事が診療面に偏り、本来の看護の価値づけに対する

信念が薄らいでいることも影響しているように思います。

　ナイチンゲール（Florence Nightingale）は、「患者の生命力の消耗を最小にするように整えるのが看護である」と述べましたが、「薬を与えたことは何かをしたことであり、いやむしろそれが全てであり、空気や暖かさや清潔さを与えることは何もしていないことである、という確信がなんと根強く行きわたっていることか」[1]とも述べました。150年以上前の英国社会のことですが、今の日本の医療現場での診療優先の考え方に共通な問題提起だとは思いませんか。

2）看護の専門性のよりどころとしての「生活行動援助」

(1) 生活行動

　「生活行動」は生命維持に欠かせない習慣的な個体レベルの営みです。例えば、「息をする」「食べる」「眠る」「トイレに行く」「からだをきれいにする」などのように、直接的・間接的に生命を維持する営みと、「コミュニケーションをはかる」「身だしなみを整える」「動作や移動をする」「学習や趣味、レクリエーションに取り組む」など、それ自体は生命に直接かかわりがなくても、人間らしくあることに欠かせない営みの全てを含みます。これらは、幼い頃から模倣や反復を通して習慣化されて個人の身についていきますが、いずれもその営み自体を他人が代行することができないという特徴[2,3]があります。

(2) 生活行動援助

　ヘンダーソン（Virginia A.Henderson）は、看護の基本的構成要素として14の基本的ニードを挙げ、患者がこれらの諸行動をするのを援助し、または、患者がこれらを助けなしにすることができる状況をつくり出すことを「基本的看護ケア」と述べています[4]。

　それらの営みが、病気や手術等により、また高齢や障害によってその一部、あるいは全部が自立して行えない場合に、誰かの手を借りる必要が生じます。その際、病状や障害の程度にかかわりなく支援する専門職は看護師であり、その行為を「生活行動援助」といいます。そして保健師助産師看護師法では、

2大看護業務の1つ「療養上の世話」行為として位置づけています。コリエール（Marie F.Colliere）が、看護を「生命を維持・継続する日常的、習慣的ケア」[5]と定義しているように、「療養上の世話」はまさに看護の専門性を発揮し得る領域であると思います。

(3) 療養上の世話

しかし、日常的で習慣的な営みはあまりにもありふれていて、その援助は「誰にでもできること」として軽んじられる風潮も一方にはあります。これまでにも、人手不足が高じると、「療養上の世話」は第1に看護師の手から離れる業務となりがちなこともしばしば見てきました。また、診療報酬への誘導で、「療養上の世話」を安易に看護補助者に委譲してしまう場合も少なくありません。

そのような意味からも、看護理論家のホール（Lydia E.Hall）が述べていることは、極めて示唆に富むものです。すなわち「医師の仕事がどんどん私たちに委譲されてくるにつれ、看護師が手放さなければならなかったのは、唯一の実践領域であり自分たちの熟練領域であった安楽を与える身体面のケアです」[6]と。

1961年の論文ですが、現在進行中の日本の看護界を挙げて、真摯に受け止めるべき言葉ではないでしょうか。

2　看護に位置づける「腹臥位療法」

1）看護独自の方法としての「腹臥位療法」

前述した「生活行動援助」は、その人が人間らしく生きていく上で欠かせない営みゆえに、病状や障害のいかんにかかわらず必要なケアとして広く行われています。またそれだけではなく、生活行動援助自体が医薬品を用いた治療と並び、時にはそれ以上の有用な効果をもたらします。

したがって、看護は、いつでも対象であるその人の可能性に注目して、それを最大に発揮し得るように援助する方法を求めてきたのです。そうした面からも、この「腹臥位療法」は患者その人のポジショニングを通して、見当

識レベルや呼吸機能の改善のほか、便通をよくするというのですから、看護の優れた方法になり得ると考えることができます。

2) 看護技術から見た「腹臥位」の構成要素
(1) ポジショニングとしての腹臥位

人間の1日は、労働と休息の循環であるといってもよいのですが、そのうち最も長時間継続する姿勢は臥位です。その臥位も、入眠から目覚めるまで同じ姿勢ではなく、健常であれば睡眠中であっても頻繁に寝返りをうちながら安楽な姿勢を自ら選んでいます。

しかし、乳児や高齢者、病人や障害を持った人の中には、臥位姿勢を自身で変化させることができない場合が多くあります。また、古くから「身体不具合や発症初期には安静が重要」との考え方が根強くありました。

近年になって臥床状態を長期にわたって続けることによって、種々のリスクが生じることも次第に明らかになりました。手術後や出産後の早期離床が心身の機能回復を早めることは一般の常識にもなっています。特に寝たきり高齢者の場合でも、終日臥床をとらせるのではなく、メリハリのきいた日課によって臥位や座位、移動などを組み合わせたプログラムが推奨されています。そこで、起居動作不自由、とりわけ臥床状態を継続している場合には、看護師による体位変換が日課の中に組み込まれて行われています。

❶ ポジショニング

体位変換は動的な援助ですが、変換した体位を固定し保持するという意味から「ポジショニング」という静的な援助があります。そして、腹臥位療法におけるポジショニングとは「うつぶせ」の体位をいいます。

この「うつぶせ」の姿勢は、側面から見ると、患者の脊柱は一直線になり、肘は軽く曲がり、身体と平行になっています。顔を横に向け、下に向いている（水平腹臥位）場合には、枕を前額に当てるなどして呼吸を妨げない工夫が必要です。

腹臥位の目的[7]は、①同一部位の圧迫を最小にし、②良肢位を保持し、③緊張の緩和をはかることです。そして、基本的な臥位（仰臥位・側臥位・

腹臥位）に応じた、それぞれのポジショニングを考慮した援助が必要です。それにより筋緊張による四肢・体幹の筋拘縮・変形・痛み・褥瘡などを防ぐことができます。

　腹臥位における具体的なポジショニングは、気管切開をしていて両上下肢が伸展拘縮している患者の場合、顔を横に向ける・胸部に枕等を当てるなどして気管切開部にスペースをつくります（図1～3）。

　しかし、腹臥位は臨床ではあまり行われていません。その理由について渡邉[8]は、「これまで体位変換といえば仰臥位から側臥位への反復がほとんどであったこと、腹臥位は患者にとって苦痛な体位であろうという先入観があり、ポジショニングの基礎教育において疎外していたこと」などを挙げています。

❷ 関連した体位

　ただし、麻痺や関節の拘縮のある人でも、半腹臥位であれば可能であり、腹臥位の効果も得られます。後述しますが、半腹臥位は「シムス位」（Sims position）または「昏睡位」（coma position）と同義であり、意識障害のある人にも安全な体位であるといわれています。そのため、全介助で援助する

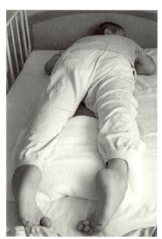

図1　気管切開をしていて両上肢が屈曲拘縮している患者

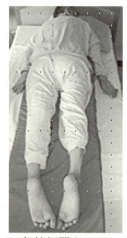

図2　気管切開をしていて両上下肢が伸展拘縮している患者

人の場合は、無理をせずに半腹臥位で実施するようにし、自力でできる人には半腹臥位・腹臥位、どちらか好きなほうを選んでもらうようにすればよいでしょう。

(2) 安全性から見た腹臥位姿勢

前述したように、乳幼児突然死症候群（SIDS）は、仰向けの場合よりもうつぶせ寝の場合のほうが発症が多かったとの理由で、

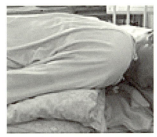

図3　気管切開部につくったスペース

その要因の1つとしてうつぶせ寝が挙げられています。そのためもあって、安全性の面から腹臥位自体への抵抗感や危惧感が語られる場合も少なくありません。

例えば、腹臥位援助に取り組んだ看護師ら90人への調査[9]があります（表1、2）。回答者は55人で、その回答の中で多かったのが「腹臥位療法への援助で困難に感じる点」でした。具体的には、仰臥位から腹臥位、腹臥位から仰臥位への体位変換時に、体幹の下敷きになった上肢の脱臼や骨折、表皮

表1：腹臥位療法への援助で困難に感じる点（危険因子）

カテゴリー	サブカテゴリー（危険因子）
体位変換	体位変換時に体幹の下敷きになった上肢
	麻痺・拘縮のある人
	体位変換への不安
	拒否がある人
	腹臥位から仰臥位への体位変換
	意思表示がない人
	筋緊張の強い人
	認知症の人
	背の高い人
	体位変換時の体重移動
腹臥位療法のポジショニング	顔・手の位置
	姿勢の苦痛
	枕の使い方
	胃瘻のある人
	半側空間無視のある人
	体動の激しい人

剥離などについての心配が述べられていました。これは、腹臥位療法の対象となる患者に、麻痺や拘縮のほか、高次脳機能障害や認知症など心身ともに障害がある場合が多いことから来ていて、患者に不安や恐怖を与えずに安心して腹臥位を実施することの難しさを感じていたようです。

表2：上手くできるコツ（有効因子）

カテゴリー（有効因子）
2人援助での実施
声かけ・会話
何度も実施して慣れる
ゆっくり体位変換
体位変換時の手の位置・向きに配慮
枕の使用
対象者から協力を得る
マッサージ
手を握る
音楽をかける

新しい方法を取り入れる際の第1条件は、安全性をふまえてその方法の適応範囲と限界などについて慎重な検討が必要であることは言うまでもありません。腹臥位がよいからといって、脳卒中後遺症後の関節拘縮や変形のある場合、高齢のための骨粗鬆症などの場合には慎重なアセスメントの上で、安全性に配慮した無理のない方法を考えて実施する必要があります。

一方、古くからある「昏睡位」という姿勢は、意識不明の患者、全身麻酔後の患者が、嘔吐をしても誤嚥しない上に舌根が落ち込まないなどの理由から考えられた半腹臥位体位です。つまり、腹臥位はそれ自体が安全性を考慮した体位であることに注目したいと思います。

(3) 安楽性から見た腹臥位姿勢

仰臥位姿勢が習慣になっている患者や家族からは、腹臥位への「苦しそう」「つらいのではないか」などの心配、「息ができないのでは」などの不安もよく語られます。しかし、これもまた古くから看護の領域で患者の安楽をはかる体位として「シムス位」という姿勢が教えられてきました。これは、前述の昏睡位とほぼ同じ半腹臥位の姿勢ですが、腹部をベッ

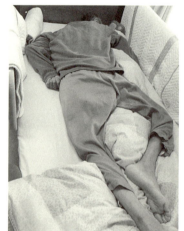

図4　シムス位の例

ド面に向けて枕等で体幹を支え、片方の手を伸ばし、もう一方の手は伸展させて背中に沿って上体に沿わせます。片方の膝は軽く曲げ、大腿もやや前屈して、もう一方の下腿は伸ばして枕等で両足を挟みます（図4）。

シムス位は、1880年代に産婦人科の診察のための姿勢として米国の産科医によって考案された姿勢ですが、楽な臥位姿勢でもあります。腹臥位療法を推進している日野原重明氏も、内科医として気管支喘息の患者に腹臥位を勧め、従来から推奨されていた起座位よりも、呼吸が楽であることを腹臥位療法推進研究会のセミナーでしばしば語られています。

何よりも、看護本来の"自然の回復過程"を促す目的からして、腹臥位自体が安楽であることは、第1の条件といってもよいと思います。同時に、アウトカムとしての安楽に至るプロセスは安全性が求められますので、体位変換時の看護師の技術を磨くことが極めて重要です。

3）腹臥位療法"技術化"への道
(1) 腹臥位療法の始まり

療法の初心にかえってみましょう。

福岡県大牟田市の「みさき病院」の医師（中山壽比古氏）の疑問と考え方から始まったことは前述しました（第1章 p.14）。人間は本来、飲食・排泄・移動・探索・精神活動などを行う諸臓器を休めるために夜間は仰臥位やファーラー位の姿勢をとります。しかし、「活動するべき昼間になっても同様の姿勢をとり続けると、エンジンがかからず眠ったままの状況が続き、これが長引くと不可逆的な器質病変が起こって、機能的な問題（高齢者の廃用症候群など）が生じる」ということから、中山氏は積極的に患者に腹臥位姿勢をとらせることにしたのです。

そうすると、仰臥位時に認められた深部痰も残尿による膀胱残渣も腸内容物も排出されることがわかりました。そして、中山氏は「これは重力が作用するのではないか。つまり、長期臥床の場合でも、腹臥位にすることにより身体にかかる重力の方向性が正されて改善されるのである」と説明されました。

(2) 腹臥位療法の科学的根拠

姿勢が、諸臓器の位置や構造にどのような影響をもたらすか。

これは看護師にとっても関心のあることです。しかし、教科書に記載されている解剖図のほとんどが、正中矢状面であり、生きた人体の姿勢による臓器の位置や状態は想像するしかありません。したがって、腹臥位によってもたらされる効果に関しても、その根拠は未だ全て明らかであるとは言えません。今後の研究に待たれるところです。

(3) 客観的法則性を高める

科学的根拠が未だ明らかでなくとも、「このような患者さんを腹臥位にしたらこのような結果が生まれた」「腹臥位を実施する前後でこんな変化が見られた」という経験を蓄積することは、これを技術として確立する上で大切なことです。最初は偶然にうまくいった場合もあるでしょうが、それをそのまま流さずに記録しておきます。そうすれば、次に同じような経験をしたら「あのときのあの患者さんの状態と同じ」という過去の事例との共通点が浮かびます。もしかしたら、そこには共通の法則性があるのかもしれません。そこで、第3、第4と積み重ねていきながら、客観的法則性に高めていくというわけです。

この場合の客観的法則性は、科学的根拠の説明ができなくても、対象の状態と方法、方法と結果の間の因果関係が明らかになればよいのです。この点に関して山田は「注意深く観察を積み重ねていけば、こういう場合にはこうなる、こうすればこうなるということが次第にわかってくる。何故そうなるか、いまの科学理論では説明できないけれど経験的に、こうすればこうなる確率がたいへん高いということがわかってくる。そこに技術の持つ非常に本質的な創造的な深い意味がある。科学理論ではわからない、しかし経験的に見てこういえる、となったとき新しい科学的探究が始まっていく」[10]と述べています。

つまり、腹臥位にすることによって変化した要因が明らかではなくとも、「そのときの患者の変化を正しく記述する」を積み重ねることが大切なのです。それは腹臥位療法の"技術化"への第1歩になるのです。

3 「療法としての腹臥位」へ

1) ポジショニングにとどまらない腹臥位療法

　アルファーノ（Genrose J. Alfano）は「看護師は世話するだけでよいのか、それとも癒すのか」という問いを投げかけました。そして、「ケアは保護し状態を維持すること、すなわち受け身で静的であるのに対して、治療は積極的でダイナミックであり、保護することに加えて容認し得る変化をもたらすこと」と述べ、専門職看護師としては「生理学上の変化をもたらし、治療を助け、予防およびリハビリテーションに寄与することを実践する」[11]と述べています。

　すなわち、ポジショニングとしての腹臥位にとどめず、あらかじめ患者の心身の変化を期待して腹臥位姿勢をとらせ、その前後の状態の変化を観察して、患者のどのような状態がどのように変化したかを評価することによって、療法としての腹臥位にアプローチできるというわけです。

2) 看護における腹臥位療法の限界と適応
(1) 療法という位置づけの認識

　「療法」というのは"治療の方法"という意味があり、厳密には医療行為に当たるという見方もできます。以前から呼吸管理領域で、この腹臥位療法を導入している丸川は「腹臥位管理は治療ですから医師の指示が必要です」とし、「医師と合議すること、できれば呼吸理学療法士らとのチームアプローチが望ましい」[12]と述べています。これは、急性呼吸不全患者を一定時間、腹臥位にして、肺酸素化能の改善を得ることを目的とした治療を行う医師の立場から「腹臥位管理は人工呼吸療法と同等の独立した治療法」という考え方に基づいて述べられているものです。

　腹臥位療法は、看護師が日常的に行っている体位変換の一部として、あるいはポジショニングの1つとして位置づけられているわけですから、取り立てて新しい知識を習得するための学習や技術習得のトレーニングをしなくても、看護師がその気になりさえすれば直ちに導入できる方法です。先にも述

べた生活行動援助の一部であり、安全性に配慮して行えば、看護師の自由裁量によって実施をしてもよく、医師の指示や管理の下で行うべきとしなくともよいと考えます。

(2) 生活行動援助としての腹臥位療法の適応

次に、生活行動援助としての腹臥位療法が適応できる場合を挙げます[13]。

❶ 活動不活発な高齢者

終日臥床しがちで、意欲の低下が見られ、そのまま放置すれば、長期臥床（寝たきり）になる可能性のある高齢者の場合、多くは複合的な症状のあることが多く見られます。例えば、食事時間の遷延で誤嚥の危険性がある高齢者は食事摂取量も少なくなり、活動不活発が加わって便秘になりがちで、上気道感染を起こす頻度も高くなります。このような高齢者の場合には、積極的に腹臥位をとらせてみるとよいでしょう。

❷ 気道分泌物が多く喀出の困難な人

閉塞性の呼吸器疾患の場合、高齢で気道周囲の筋肉が弛緩して排痰困難な場合、さらに風邪の症状で気道分泌物が多いときや、鼻閉のある場合などに腹臥位が有効であることが多くあります。ティッシュやハンカチなどを枕元に置いて腹臥位をとらせてみましょう。

❸ 睡眠中にいびきの強い人

仰臥位睡眠では、舌根沈下により上部気道の空気の通過が妨げられて、いびきの原因となります。このような人にも腹臥位は有効です。

❹ 就眠時刻近くに飲食をした人

胃の出口は背骨を越えて、身体の右側にあります。胃の中のものをスムーズに腸に送り出すためには、右側を下にした半腹臥位をとるのが効果的です。

4　腹臥位によって何が変わるか

療法というからには、何らかの症状や苦痛が緩和されなければなりません。腹臥位療法推進研究会の発足当初は、そのメカニズム等に関しての研究はされていませんでしたが、在宅や病棟で行ってみてよかった点などが多く語ら

れました。いわゆる「経験知」です。

本書では、その経験知が、この後、詳細に報告されます。本書で語られない部分も含めて、本稿のまとめとして、簡単に紹介しましょう。

1）患者の変化
(1) 在宅での排便コントロールが可能に、その他の効果も（p.96）

訪問看護師からの報告です。当時、退院された患者のほとんどが、初回訪問時に摘便をしなければならない状態でした。そのような折、腹臥位療法のことを文献で知った訪問看護師は、在宅で実践して次のような変化があったと述べます。

「脳梗塞・脱水・肺炎で2カ月入院し、認知症が悪化してリハビリテーションが困難となり、退院。下痢と便秘の繰り返しでしたが、腹臥位の姿勢をとらせたら、それが改善し、排便コントロールが可能になりました。同時に呼吸状態もよくなって痰が出やすくなったのです。片麻痺があったのですが、肩関節や肘関節の動きもよくなりました」

(2) 精神科閉鎖病棟で奇声を発していた患者が落ち着いた

精神科病棟の看護師からは次の報告がありました。

「昼夜の見境なく奇声を発していたその患者は、ほとんど自分の意思表示ができず、看護師たちを悩ませていました。しかし、腹臥位をとらせるようになってからはっきりとした発語をするようになりました。しかも、失禁状態で混濁した濃縮尿だったのが、最近は尿量も増加し、きれいな尿になりました。さらに目に見えてADLが改善して、食事を自力で摂取できるようになっています」

2）職場・看護師の変化

看護師は目に見える患者の変化に直面すると大きく変化します。これは腹臥位に限ったことではありませんが、病院の看護部門が全体で腹臥位に取り組み、看護師たちが患者の変化をそれぞれ報告し合う大きな効果を生み出した例も報告されます。

(1) 公立総合病院で腹臥位に取り組み、看護師たちに劇的な変化が（p.37）

　1990年代後半、「予防からリハビリまで」という包括医療を理念にした急性期病院では、年間8500人もの救急患者への対応として、いわゆるベッド回転上の必要から、増え続ける高齢患者たちが十分回復して自立する以前に退院させざるを得ない状況でした。そのため、退院後に合併症が悪化、基礎疾患が再燃して重篤な状態で再入院してくるなどの悪循環が起きていました。

　看護師たちも達成感がなく意欲がわいてこない状態でしたが、当時の看護部長が「腹臥位療法」の文献に触れ、「実践してみる価値がある」と考えて師長たちに資料を配布。そして各フロアでの実践が始まりました。こうして、腹臥位による患者の変化が各フロアから報告されて、次年度からの看護部目標には「腹臥位療法を活用して患者さんのQOLを大切に、自立を促進しよう」ということになったといいます。

　「腹臥位療法の効果を身をもって感じたことで、内科の医師たちを巻き込んで、病院挙げて腹臥位療法を取り入れました。何よりも、それまで変化の乏しかった患者さんの変化を受け止めた看護師たちは大きく変化し、職場が活性化したことはいうまでもありません。現在は在院日数の短縮に伴い、精神機能の変化をめざす導入は減って重症患者さんの呼吸機能改善のために行っています」

　その後、この病院では看護部長が交代しましたが、腹臥位療法への取り組みは続いています。トップが変わっても、継続する流れは素晴らしいと思います。

(2) 関東近郊にある療養病床での看護師の変化（p.74）

　この療養病床では、入院している患者の多くが、脳卒中後遺症により重度の介護を必要としています。看護師たちは、コミュニケーションが困難で、状態が一向に改善しない患者への看護に自信が持てず、無力感を感じており、患者の声に耳を傾けることを忘れてしまったかのように淡々と日々の業務をこなしていました。

　アクションリサーチのため現場に入った研究者は、腹臥位の有用性を看護

師らに話しました。初めはあまり腹臥位への援助に積極的ではなかった看護師たちでしたが、自分たちの援助によって、右片麻痺と全失語の患者に発語がみられるようになったことで意欲が出て、さらに患者は排泄や移動などADLが向上していきました。

「患者さんの改善を目の当たりにして、看護師たちは患者さんのさらなる変化を期待しながら援助にのめり込んでいきました。多くの看護師が積極的に腹臥位療法を実践するようになり、主体的にかかわっているという感覚は、患者さんの変化に対する喜びを増幅させ、看護師たちの自己効力感が高まっていきました。そして、療養病床での看護に自信とやりがいを感じるようになったのです」

この病院では、患者に変化がみられるようになるまで、若いスタッフと年配のスタッフ、看護職と介護職との間でさまざまな意見の相違があり、病棟内の人間関係はあまりよい状態ではなかったといいます。

「でも、患者さんが変化していくと、その患者さんにかかわるスタッフ全員の喜びとなって、お互いが協力して援助するようになったのです。そして、患者さんの変化に関する話題でスタッフ間のコミュニケーションが増え、人間関係も改善されていきました。さらに、援助を通して看護師と介護職だけでなく、理学療法士や言語聴覚士などとの情報交換も増え、多職種間での連携がとれるようになりました」

このように、腹臥位への援助によって、患者と看護師、スタッフとスタッフ、そして病棟全体と多重なエンパワメントが実現されていきました。腹臥位療法の導入が、職場全体を変化させた好事例です。

3) これから大切になる腹臥位療法の"評価"の継続

腹臥位への援助は、看護計画やケアプランに基づいて実施するほかの看護行為と同様に、定期的に評価し、継続や修正の必要性について検討していくことが大切です。状況によっては、腹臥位への援助よりももっと患者（対象者）のニーズに合ったケアに変更することも当然あるでしょう。

第1章でも述べましたが、腹臥位療法実施前、実施中、および評価時の状

態を正しく記録して、「当初の目標に近づいたかどうか」「計画に沿って行えたこと、行えなかったことは何か」などについて、関与したスタッフ全員で情報を交換し合い評価することです。

また、病院から在宅に移行する場合には、施設内で実施していた方法や腹臥位療法実施中にどのように変化していったかなどについて、訪問看護師やケアマネジャーに伝え、在宅療養においての腹臥位療法の継続を依頼します。

このような"評価"の継続こそ、「看護の視点で腹臥位を捉える」ことの蓄積となり、生活行動援助の有効な"療法としての腹臥位"を、看護師たちが積極的に取り組むことにつながっていくはずです。

(川嶋みどり)

【引用・参考文献】

1) フロレンス・ナイチンゲール：看護覚え書改訳第7版，湯槇ます他訳，現代社，p.16，2014．
2) 川島みどり：第3版 生活行動援助の技術－ありふれた営みを援助する専門性，看護の科学社，p.1-2，2014．
3) 川島みどり：看護の癒し－そのアートとサイエンス－ 看護治療学への道－，看護の科学社，1997．
4) ヴァージニア・ヘンダーソン：看護の基本となるもの，湯槇ます・小玉香津子訳，日本看護協会出版会，p.178-179，2007．
5) マリー・コリエール：看護サービスについての考察，インターナショナルナーシングレビュー，19（2），1996．
6) リディア・ホール：看護ケアとその本質についてのもう1つの見解，小玉香津子訳，看護実践の科学，p.20，1984．
7) 川島みどり編著：実践的看護マニュアル（複数書），看護の科学社
8) 渡邉順子：ポジショニングのエビデンス，深井喜代子編集，実践へのフィードバックで活かすケア技術のエビデンス，へるす出版，p.136，2006．
9) 大宮裕子・平松則子・伊藤恵里子：腹臥位療法の援助に関する技術化への示唆—腹臥位療法の普及・継続のために—，第42回日本看護学会論文集［老年看護］，p.84-86，2012．
10) 山田慶児：科学と技術のはざま，メヂカルフレンド社編集部編，看護技術論，メヂカルフレンド社，p.60，1977．
11) ジェンローズ J. アルファーノ：看護とリハビリテーションのためのロープセンター その看護事業とは，小玉香津子訳，看護の科学社，p.56，1984．
12) 丸川征四郎：もっと知りたいこと聞きたいこと，看護学雑誌，66（6），p.573，2002．
13) 川島みどり・丸川征四郎：うつぶせ寝健康法，日野原重明監修，KKベストセラーズ，2005．

2 腹臥位療法との出逢い
── 一般病床における活用①

市立加西病院

1 患者の自立促進を支えるために取り組んだ腹臥位療法

1）急性期から在宅まで担う総合病院

　市立加西病院は、兵庫県加西市にある急性期医療を担う総合病院です。加西市は、兵庫県の南部、播州平野のほぼ中央に位置し、面積約150km^{2}で、西に姫路市と隣接しています。人口約4.5万人で、高齢化率が2010年に25％を超えました。

　当院は266床の市内で唯一の急性期病院ですが、以前より地域とのつながりを重視し、地域医療支援に力を入れてきました。また、訪問看護ステーションも併設し、地域医療室と訪問看護ステーションが病院と地域をつないでおり、在宅医療と地域医療連携に努力しています。

　看護部の理念は「患者様中心で良質、安全な看護の提供」で、安全・安楽な看護の提供はもちろんのこと、患者の個別性や思いに沿った看護の提供ができるように努めています。また、7対1看護配置の体制や、「緩和ケア」「救急看護」「糖尿病看護」「皮膚・排泄ケア」「集中ケア」「感染管理」「訪問看護」の7分野8人の認定看護師を配置し、医療における看護の専門性を追求し、質の高い看護の実践をめざして人材育成にも力を注いでいます。

2）腹臥位療法の導入まで
（1）導入前の状況

　1990年代後半、当院は「予防からリハビリまで」という包括医療を理念とした急性期病院だったので、年間8500人もの救急患者に対応していまし

た。治療によって多くの患者は軽快するのですが、高齢化が進む中で、治療をしている間に寝たきりになってしまうケースも増えてきました。

そのような中、看護師たちは達成感や、やりがいを持てず、当時の看護部長・熊谷佳代は「急性期治療が終わった後、寝たきりになってしまった患者さんに対して、私たち看護師に何かできることはないか」と模索していました。

(2) 導入の経過

そのような中、熊谷は「腹臥位療法」の文献に触れました。その文献は「看護学雑誌」（医学書院）1998年7月号に掲載されていた有働尚子医師による特別記事「低ADL（高齢）患者に対する腹臥位療法のすすめ」[1]です。そこには、腹臥位療法により効果の期待される病態・疾患や効果のあった事例が掲載されており、「これだ！ 実践してみる価値がある」と熊谷は思ったそうです。そして、師長たちに腹臥位療法の資料を配付しました。

半年後、有働医師を招いて研修会を開催しました。研修会でビデオを視聴した看護師は腹臥位療法の効果に深い感銘を受け、早速、翌日から各フロアで腹臥位療法の実践が始まりました。1999年3月のことです。

実際に腹臥位療法に取り組むと、各フロアから患者の変化が報告されて、次年度からの看護部目標には「腹臥位療法を活用して患者さんのQOLを大切に、自立を促進しよう」が挙げられるようになりました。

2　腹臥位療法導入後の取り組み

1) 看護部から病院全体での取り組みへ

腹臥位療法を導入して数週間が経過した頃、複数の病棟から「腹臥位療法の効果」の声が聞こえてきました。5年間寝たきり状態で発語のなかった患者が腹臥位療法を3カ月実践した結果、退院時に「おはよう」と挨拶をされて妻が大変喜んだケースや、介護量の多さから自宅への退院を諦めていた家族が腹臥位療法に取り組んだ患者の回復ぶりをみて、自宅での介護を決意されたケースなどです。

そこで、病院全体で腹臥位療法に取り組むために活動を開始しました。診

療部や医療技術部にも理解と協力を得るために奔走し、看護部においては「腹臥位療法研究会」（現在は腹臥位療法推進委員会）を発足しました。さらにマニュアルを作成するチームをつくるなどの体制を整え、腹臥位療法の効果を検証し始めたのです。

　腹臥位療法の導入は看護部から始まったため、当初は医師の間から「腹臥位にするだけで本当に効果があるのか？」という半信半疑の声も聞かれました。しかし、その後、半年ぐらい経過した頃には医師のほうから「この患者さんを腹臥位にしてくれる？」と言われることも珍しくなくなりました。

2）すぐに効果の見える「呼吸機能改善」をめざした腹臥位療法

　最近では、意識・精神面での改善に加えて、「呼吸機能の改善」目的で腹臥位療法をすることが増えてきました。呼吸機能は、腹臥位の姿勢をとると数分で効果が現れることもあります。例えば、経皮的動脈血酸素飽和度（SpO_2）が2～3％改善したり、痰が口角から大量に流出したりします。呼吸機能改善のために行う腹臥位療法は、明らかに効果が見えるので実践する上でやりがいにつながっています。

3　腹臥位療法の実際──5つのケース

　ここからは、当院で腹臥位療法を実践した5事例をご紹介します。

1）拘束型心筋症の患者Aさん──希望の光が見えてきた

　Aさんは拘束型心筋症で低酸素脳症を併発し、転院されてきた20代女性です。10代で拘束型心筋症を発症し、20代になって心不全が悪化しました。B病院を受診中に意識消失、心肺停止となり、心肺蘇生はしたものの、その際に低酸素脳症となりました。転院時の意識レベルJCS（Japan Coma Scale）Ⅱ-10～20、経鼻胃チューブ、導尿カテーテル、気管カニューレが留置されていました。また、両鼠径部に中心静脈カテーテル抜去後の瘻孔形成と仙骨部に8cm大・グレードⅣの褥瘡がありました。

Aさんは転院後2カ月間、肺炎を繰り返しました。カニューレ等の自己抜去防止のため両手は抑制されて、ベッド上の生活を余儀なくされており、意思疎通も困難で、家族は希望を失っていました。

　そのような中、私たち看護師は「何かできることはないか」と腹臥位療法を開始しました。

〈腹臥位療法導入2週目で意思疎通が可能に〉

　Aさんの受け持ち看護師は、しばらくの間、周囲の協力を得て、勤務時間中はAさん1人を担当し、常にそばに寄り添い、頻回のバイタルサインチェックや声かけをしながら腹臥位療法を行いました。

　腹臥位療法導入2～3日目には、両下肢運動や首の持ち上げが活発化し、1週目には表情が豊かになり、2週目にはじゃんけんと簡単な意思疎通が可能になりました。3週目には排痰量が減少し、SpO_2が改善して肺炎も治癒しました。4週目には1時間程度の車いす乗車が可能となり、2カ月目には褥瘡が治癒しました。そして、6カ月目には意識レベルも清明となり、ベッドから車いすへの移乗の際に2～3歩の歩行が可能となり、Aさんは退院されました。

2) 慢性硬膜下血腫の患者Bさん——言葉が出たよ！

　Bさんは慢性硬膜下血腫で意識障害になり、入院となった70代女性です。入院2週間目から褥瘡・意識レベル・関節拘縮の改善目的で完全腹臥位による腹臥位療法（図1）を開始しました。

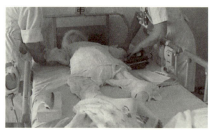

図1　腹臥位療法（完全腹臥位）

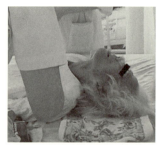

図2　頸部過伸展位で拘縮

〈1週間で目の焦点が合ってきた〉

　腹臥位療法開始時は、頸部過伸展位で拘縮（図2）しており、意識レベルはJCS Ⅱ-30、目の焦点は合わず、時に「あー」という発声がある程度で自発運動は認められませんでした。

　しかし、腹臥位療法開始後1週間が過ぎた頃には、声かけに対して目の焦点が合うようになり、10日が過ぎたときには名前を呼ぶと「はい」と返事をされ、「あ、びっくりした」「ありがとう」など簡単な言葉が出るようになりました。そして、腹臥位療法開始1カ月が過ぎる頃には名前が言えるときもあり、2カ月になると短時間の端坐位が可能となり、退院されました。

3）誤嚥性肺炎の患者Cさん——無気肺よ、さようなら

　Cさんは若年性認知症で施設入所中に誤嚥性肺炎を起こして入院となった60代男性です。入院後、気管挿管をして人工呼吸器の装着となりましたが、入院10日目には肺炎が改善し、人工呼吸器から離脱できました。しかし、喜んだのも束の間、離脱2日目には再度肺炎が悪化し、15リットル／分の酸素を吸入してもSpO_2は70～80％台と低値を示していました。

　離脱3日目、酸素13リットル／分でSpO_2が98～100％と安定していたときにケアを行うと、SpO_2の低下が認められました。そして、四肢冷感・チアノーゼが出現し、喘ぎ呼吸、苦悶表情を呈していたため即座に吸引しましたが、気道が乾燥しており、痰が吸引できない状態でした。

〈腹臥位にしたとたんに劇的な変化〉

　Cさんには再挿管をしないことが決定していたので、SpO_2が50％台まで低下したところで、対応していた2人の看護師がどちらからともなく「腹臥位にしよう」と提案し、半腹臥位療法を開始しました。その際、無気肺となっている左肺を上にした深めの姿勢をとりました。同時に背部のタッピングを約3分間施行しました。

　その結果、粘稠痰の排出があり、SpO_2は99％に回復。その後もその日のSpO_2は100％をキープし、酸素吸入も3リットル／分に減量することができました。その一部始終を妻が見て、大変感激され、感謝の言葉をいただき

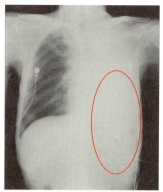
図3　腹臥位療法実施前日

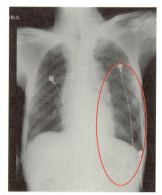
図4　腹臥位療法実施翌日

ました。翌日のレントゲン撮影の結果は、2日前の無気肺状態（図3）から劇的に改善（図4）していました。

Cさんは、その後も何度かSpO₂が低下しましたが、半腹臥位療法（図5）を行うことで改善することが多く、チームスタッフもその有効性を認め、計画的に腹臥位療法を施行するようになりました。

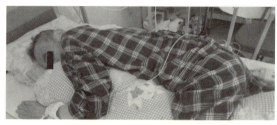

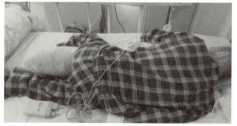
図5　腹臥位療法（半腹臥位）

4）ギランバレー症候群に無気肺を併発した患者Dさん
　　　――腹臥位をしてほしい

　Dさんは四肢遠位筋優位の筋力低下・左眼球運動障害（左眼瞼下垂）・歩行困難と嚥下・発声困難があり、ギランバレー症候群で入院となった30代男性です。

免疫グロブリン製剤による治療が開始されましたが、翌日には筋力低下の進行と呼吸困難感が出現し、SpO_2が88％まで低下したため、気管挿管後、人工呼吸器が装着されました。人工呼吸器装着後、痰による閉塞性左無気肺となり、右側臥位での体位ドレナージを実施していましたが、十分な効果が得られない状況でした。

　挿管2日目、胸部CTにて両下葉に無気肺・肺炎像が認められ、SpO_2がさらに低下し、緊急で気管支鏡にて洗浄・痰の吸引が行われました。

　挿管5日目、手足の動きがよくなり、筋力回復の兆しが見え始めましたが、呼吸機能のほうは痰の貯留が多くなりました。

　挿管6日目には再びSpO_2の低下がみられ、合同カンファレンスで検討後に排痰目的で腹臥位療法（図6）を導入しました。

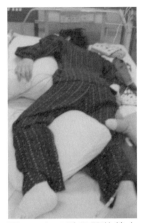

図6　人工呼吸器装着中に半腹臥位で腹臥位療法

〈本人が希望した腹臥位療法〉

　腹臥位療法を開始した日は半腹臥位を左右10分間ずつ実施しました。その後、口腔・気管内より多量の痰を吸引できて、SpO_2は88％から96～97％と安定しました。その日は夜勤帯にも腹臥位療法を実施し、呼吸状態も落ちつきました。

　Dさんは人工呼吸器を装着しているため、統一した体位で継続して腹臥位療法を行うことができるように「腹臥位療法中の写真を撮ること」を看護計画に組み入れました。

　そして、毎日20分間実施すると、その都度、大量の痰の排出があり、腹臥位療法開始3日目にはCさんのほうから「腹臥位をしてほしい」と希望されるようになりました。

　図7が腹臥位療法導入前、そして図8が導入後6日目のDさんの胸部レントゲン写真です。見比べると、無気肺が改善しているのがわかります。

　Dさんは腹臥位療法導入8日目には人工呼吸器から離脱できました。そ

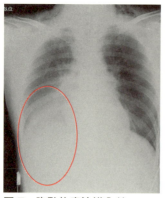
図7　腹臥位療法導入前

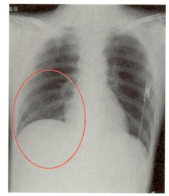
図8　腹臥位療法導入後6日目

の後は、四肢の筋力も順調に回復し、指先に少ししびれが残る程度で退院となりました。

5）心不全急性増悪で持続血液透析をした患者Eさん
　　——集中ケア認定看護師の活躍

　Eさんは心不全増悪のため急性呼吸不全で入院となった80代男性です。他院にて気管挿管後、当院に搬送され、直ちに人工呼吸器が装着されて持続血液透析が開始となりました。そのときの意識レベルはJCS Ⅱ-10で、人工呼吸器の吸入気酸素濃度は100%、SpO_2は92%でした。

　Eさんの入院時の胸部レントゲン写真では右下葉に無気肺が認められたため、入院の翌日、主治医と相談し、人工呼吸器装着・持続血液透析の中、半腹臥位療法（図9）を開始しました。

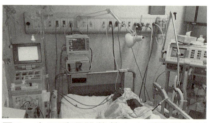
図9　人工呼吸器装着および透析中に半腹臥位で腹臥位療法

〈腹臥位療法は人工呼吸器装着・透析中の患者にも可能〉

　全身状態・呼吸・循環モニターを見ながら、チューブ類にも細心の注意を

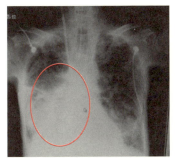 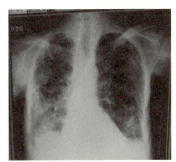

図10a　腹臥位療法導入前　　図10b　導入後3日目の胸部単純X線画像

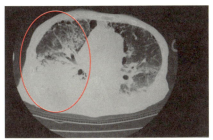 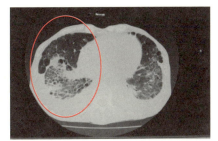

図11a　腹臥位療法導入前　　図11b　導入後3日目の胸部CT画像

払い、また、急激な体位変換は心理的動揺などから循環動態の悪化を招きやすいため、驚かさないように声をかけてゆっくり、半腹臥位療法を行いました。誰もが安全に腹臥位療法を実施できるように、血圧・心拍数・心係数等の中止基準に照らし合わせながら進めていきました。

　Eさんは入院3日目には端坐位リハビリテーションも開始し、入院5日目に人工呼吸器を離脱できました。腹臥位療法導入前後の画像を図10ab、図11abに示します。右無気肺が改善していることがわかります。

4　腹臥位療法の2つの大きな効果

　それでは、以上の5つの事例から「腹臥位療法の効果」について整理したいと思います。

1) 精神機能やADLを改善する

　AさんとBさんの2事例は、2カ月から半年という長い入院期間の中で、精神機能やADL（Activities of Daily Living：日常生活動作）の改善を認めた事例です。2事例とも腹臥位療法を実践することで、「患者が手の平をベッドに押しつける」という行為が発生し、それが精神機能の改善に役立ったとされています。

　有働医師は、精神面の改善と手の平の関係を「手掌でベッドを押すことにより、個々に分布する表在感覚神経末端、手指・手関節の深部感覚受容器、さらには随意運動時に生じる腱紡錘・筋紡錘などから発せられたさまざまなインパルスが中枢神経を賦活し、患者の覚醒度が改善する」と述べています。

　当院では、腹臥位療法をする際、患者の精神面での改善を願って"手掌の刺激"を促すことを大切にしています。

〈**看護師が腹臥位療法にかかわった効果**〉

　Aさんのケースでは、腹臥位療法開始後の症状の改善に目を見張るものがあり、看護師はもちろん医師・理学療法士等も驚き、皆が感動で包まれました。腹臥位療法による効果に加えて、看護師の熱い思いとかかわりがAさんの回復をさらに促進させたと私は考えています。

　何よりうれしかったことは、肺炎の繰り返しで絶望しかけていたAさんの家族が腹臥位療法を通して看護師と心を1つにすることで、入院の間、希望を持って過ごすことができたことでした。

〈**長期間、継続した腹臥位療法の必要性**〉

　Bさんのケースは、8週間という長い期間、継続して腹臥位療法を実施できたことが今回の改善につながったと考えます。しかし、このような精神機能の改善にはある程度の期間、腹臥位療法を継続する必要も考えられ、在院日数が短縮してきた現在では精神機能の改善を認める事例が減ってきたように思われます。

2) 即座に効果を実感できる呼吸機能の改善

　最近は精神面の改善に加えて、呼吸機能の改善目的で腹臥位療法をするこ

とが増えてきました。Cさん、Dさん、Eさんの後述3事例は、呼吸機能の改善目的で腹臥位療法を導入したケースです。この「腹臥位療法による呼吸機能の改善」については目を見張るものがあり、当院では重症の患者にも腹臥位療法を導入しています。

呼吸機能の改善は、腹臥位の姿勢をとると数分で効果が現れることがあります。例えば、SpO_2が2〜3％改善したり、痰が口角から大量に流出したりします。明らかに効果がみえるので腹臥位療法を実践する上でやりがいにつながっています。

〈緊急時にとっさに行った腹臥位療法で劇的効果〉

Cさんのケースでは、緊急時に切羽詰って施行した腹臥位療法が、劇的によい効果をもたらしました。そして、その効果がスタッフの士気の高揚につながったのです。

Cさんには、その後も1日数回、腹臥位療法を実施し、呼吸機能の改善に導くことができました。

〈患者本人も実感できる腹臥位療法の効果〉

Dさんの場合、入院翌日に人工呼吸器が装着されたときから腹臥位療法を開始していれば、気管支鏡での洗浄・吸引は免れたのではないかと思います。しかし、人工呼吸器が装着されていたため、事故抜管しないように腹臥位の体位をとるにも細心の注意が必要なことから腹臥位療法の効果はわかっていても躊躇してしまいました。

合同カンファレンスで腹臥位療法の導入が決定され、腹臥位療法を開始3日目にDさん自身から腹臥位療法の希望があったことは、本人が腹臥位療法の効果を実感された証であり、うれしい限りです。

〈腹臥位療法は重症者にも効果あり〉

Eさんのケースは、人工呼吸器を装着し持続血液透析が行われている重症の患者でも腹臥位療法を導入できた例で、さらに肺の画像を確認すると、その効果は明らかです。

ただし、これが可能になったのには当院の集中ケア認定看護師の力があります。その点については後述します。

5　看護師が腹臥位療法に取り組む意義

「天井よ、さようなら」

これは、腹臥位療法を実施した患者たちの写真を収めたアルバムに、ある看護師が載せていた言葉です。それまで天井を見るのが当たり前だった入院生活で、腹臥位になることは患者や家族のみならず、医療従事者にとっても驚きであり、取り組みの当初は「大丈夫だろうか？」という不安を伴うものでした。

しかし、天井に別れを告げて腹臥位になることは、寝たきり状態の予防・改善につながることは明らかで、腹臥位はまさに画期的な療法だと思います。実施するのに特別な道具は必要ありませんし、ベッドサイドにあるもので工夫をすれば、どこでも誰でも実施可能な療法です。医学的治療法がなくなった患者や為す術のない患者に「看護師としてできること」があるのは、私たちにとって救いであり、大変うれしいことです。そして「看護師ならではの腹臥位療法とのかかわり」があることも実感しています。

1）腹臥位に精通する看護師だからできること

Cさんのケースで咄嗟に腹臥位療法を実施できたのは、腹臥位療法の知識と技術を持った看護師が、そのときまさにケアをしていたからです。今も、この看護師は腹臥位療法推進委員として整形外科病棟で率先して腹臥位療法に取り組んでくれています。当院で腹臥位療法が継続できている要因として、この腹臥位療法推進委員の活躍が挙げられます。

当院では看護職が腹臥位療法についての知識を得るために入職時に新採用者教育の一環として腹臥位療法の研修会を行っています。当院の看護師は、いつでもどこでも腹臥位療法を実施できる知識と技術がある——これは当院の強みだと思っています。

2）集中ケア認定看護師が腹臥位療法の推進役を担う

重症患者が腹臥位の体位をとるには、3～4人の看護師が必要であり、循

環動態も不安定なため、腹臥位療法をすることに躊躇してしまうことがあります。しかし、Eさんのケースのように、集中ケア認定看護師が科学的根拠をもって腹臥位療法を実践してくれたことで他のスタッフへの動機づけにつながりました。そして、その積極性は端坐位の導入など行動拡大につながり、Eさんは早期に抜管・人工呼吸器離脱ができました。このように、集中ケア認定看護師の活躍は、腹臥位療法の推進にとって、まさに追い風といえるものです。

6　腹臥位療法における課題

　腹臥位療法の実践には課題も残っています。当院において腹臥位療法を導入した当初は、平均在院日数は22日と長かったため、腹臥位療法導入の目的として、寝たきり状態の予防（自発性欠如・随意運動減少・関節可動域制限・廃用症候群）の事例が多くありました。しかし、最近は平均在院日数が15.3日（2014年平均）と短縮したため、効果が現れるまでに期間を要する精神機能・ADLの改善目的での腹臥位療法を導入することが減ってきたように感じています。

　急性期の病院として、重症の患者も多く、仕方のないことなのかもしれませんが、導入当初の精神機能の改善やADL改善の効果を知っているだけに、これは寂しい気がしています。

7　当院における腹臥位療法の古今、そして、これから

　高齢者の増加と共に、誤嚥性肺炎の予防や寝たきり状態の予防など腹臥位療法の適応となる患者は今後、ますます増えると考えられます。当院においても、効果が期待される患者に腹臥位療法を実施し、寝たきり状態の予防・改善に努めていきたいと考えています。

　また、急性期病院として入院日数が短縮される中、退院後の患者の生活を踏まえ、施設で、そして在宅で腹臥位療法が継続できるように"地域"へ

も積極的に情報発信をしていきたいと考えています。
　これからも「患者がその人らしく活き活きと生きていくこと」への支援を、看護師として行っていきたいと思います。
　なお、市立加西病院における腹臥位療法の取り組みについては、当院ホームページでも詳しく報告しています。市立加西病院ホームページの「トップ→活動・取り組み→腹臥位療法」でご覧になれますので、ぜひ、アクセスしてみてください。

（織豊 智香子）

＊市立加西病院ホームページ　http://www.hospital.kasai.hyogo.jp

【引用・参考文献】
1) 有働尚子：低ADL（高齢）患者に対する腹臥位療法のすすめ―老人医療費削減の今だからこそ，看護学雑誌，62（7），p.642-649，1998．
2) 近森栄子他：腹臥位による血圧，心拍，酸素飽和度の変化：長期臥床患者に対する身体的影響，神戸市看護大学紀要，4, p.49-54，2000．
3) 柳澤八恵子：急性呼吸不全患者の腹臥位療法，看護学雑誌，68（6），p.525-529，2004．

3 腹臥位療法を導入して14年 ── 一般病床における活用②

東大和病院

1 合併症の予防や改善を促す「腹臥位療法」

1）高齢患者の数が増え、肺炎も増えてきている現状

　社会医療法人財団大和会 東大和病院は、東京都東大和市にある唯一の急性期病院です。東大和市は、東京都の中央部の北側に位置し、東は東村山市、西は武蔵村山市、南は立川・小平両市に、北は埼玉県所沢市と接しています。人口約8.5万人で、2014年の高齢化率は24.2％となっています。

　当院は284床の東京都指定二次救急医療機関で、救急搬送件数は年間約6000人台です。2014年1〜12月までの入院患者総数は7336人で、そのうちの65歳以上の高齢者は5105人（高齢化率70％）で、さらに75歳以上の後期高齢者は3317人（後期高齢者率45％）でした。高齢化が進んでおり、入院される患者の多くに加齢による誤嚥性肺炎や脳卒中疾患を既往とする誤嚥性肺炎が存在します。

　また、疾患を問わず、高齢者の入院が多くなっている中で、合併症である肺炎も増加する状況にあります。今後はこうした高齢者に対する医療のあり方が重要となってくることでしょう。

2）腹臥位療法の導入から現在まで

　こうした環境下で、当院は「急性期病院における高齢者ケアのあり方」を検討してきました。そして、適正な入院期間を維持するためにも廃用予防、合併症予防に努めていく取り組みが求められていることが明らかになり、その取り組みの1つとして「腹臥位療法」を脳卒中脳神経センターで積極的に

行ってきました。2001年に導入し、2015年まで既に14年経過しています。腹臥位療法の実践においては、これまでに多くの困難を乗り越え、現在に至っています。

2000年頃、私は当院の脳卒中・脳神経センターの師長の任にあり、脳卒中の治療経過の中で起こる誤嚥性肺炎や褥瘡への対応に苦慮していました。そのような中、2001年当初に「有働式腹臥位療法について」という講演があることを知り、スタッフを研修に参加させました。そして、そのスタッフの研修報告をもとに介護用具もない中、見よう見まねで腹臥位療法を始めました。脳卒中患者の意識障害や身体麻痺によって生ずる合併症（肺炎・褥瘡・関節拘縮）などの症例に向き合い、腹臥位療法の実践を積み重ねるにつれ、腹臥位療法がそれらの合併症の予防や改善を促すという手応えを感じ、今日を迎えています。

2　腹臥位療法の対象者と当院独自の工夫

導入開始から14年経過しても、腹臥位療法は未だ院内全科にわたって"当たり前の療法"としての導入には至っていません。そのことを前提として、本稿においては腹臥位療法について当院の経験をもとに紹介します。

1）重度要介護者を対象に腹臥位療法を実践

当院では、いわゆる"ハイリスク"と称する重度要介護者である重度脳卒中患者（麻痺重度・遷延性意識障害・嚥下障害を来す誤嚥性肺炎リスク者や高齢者など）や脳卒中後の肺炎患者等を対象に腹臥位療法を行っています。脳卒中疾患の場合、障害の程度にもよりますが「寝たきり状態で合併症を起こしやすい状況にある患者」が対象になります。腹臥位療法開始時期は頭蓋内圧亢進期を脱した段階です。

2）安全なマットレスの導入

腹臥位療法には骨折・窒息等のリスクが起こり得ます。そのため、安全対

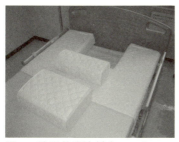 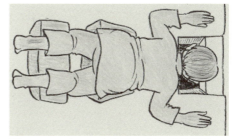

図1　腹臥位療法対応マットレス　　図2　マットレスを使用した腹臥位姿勢

策を講じた上で開始する必要があります。安全対策のためには、まず"必要な数"のスタッフを揃えて安全教育を行った上で実施されることが肝要で、質的面では、独自に「院内腹臥位療法認定看護師」を育成しています。

この認定されたスタッフの管理下で腹臥位療法に取り組んでいますが、さらに介護用具にも配慮しています。その代表的なものが、顔の部分が取り外しできる「腹臥位療法対応マットレス」（図1）です。口が閉塞されないように介助者が目視することができるので、このマットレスを使用してからは窒息などのアクシデントはなくなりました（図2）。

なお、当院における腹臥位療法の実際の方法については「第3章：腹臥位療法の実際」（125ページ）の中で解説しているのでご参照ください。

3　腹臥位療法の実際 ── 3つのケース

ここからは、当院で腹臥位療法を実践した、誤嚥性肺炎の改善が認められた事例を中心に3つご紹介します。

1）誤嚥性肺炎で危機的状況に陥った患者Fさん
　　──腹臥位療法で回復

Fさんは68歳の女性で、夫による老老介護を受けていました。しかし、介護していた夫が急死し、8月28日に飢餓状態で発見され、当院に救急搬送、そして入院となりました（図3）。夫以外の身寄りはなく天涯孤独という状

況でした。

病状（脱水状態）は補液療法にて9月4日には改善しました。Fさんは入院時より食事に対する意欲があり、経口にてゼリー食を摂取できていました。しかし、脱水状態は改善されたものの、発熱を認めたために胸部単純撮影とCTを実施したところ、右下肺野に誤嚥性肺炎像を認めたため、禁食となりました（図4a、b）。

Fさんは酸素療法を5リットル／分開始し、抗生物質を投与して経過観察となりましたが、9月12日の胸部単純撮像では右肺炎が悪化して左下肺野にも肺炎が拡大しており、SpO_2 86％と危機的状況になりました（図5）。そして、治療方針が変更され、酸素療法が6リットル／分に、末梢輸液からIVHとなり、抗生物質は継続。この段階から、Fさんに腹臥位療法を開始しました。

〈腹臥位療法で呼吸機能は完全に改善〉

腹臥位療法は1日2回、10：00と16：00に行いました。具体的にはマットレスの上で完全腹臥位の姿勢を30分間、維持するのみです。4日後の9月15日には右下葉の画像から酸素化改善がみられ、SpO_2 も99％に改善しました（図6）。

さらに、腹臥位療法1日2回を継続すると、開始1週間後にはSpO_2 96％となり、酸素療法も2リットル／分へと変更になりました。13日後には両肺の中葉・上葉に炎症像を認められたものの、SpO_2 は96％のまま維持されていたため、酸素療法は終了となりました（図7）。その後、Fさんは嚥下機能の改善がみられなかったために胃瘻を造設して胃瘻栄養管理となり、10月9日に長期療養病院へ転院されました。

2）外傷性頭蓋内出血の患者Gさん——腹臥位により劇的に改善

Gさんは82歳の男性で、外傷性頭蓋内出血にて入院となりました（図8）。入院時の胸部単純撮影では問題なく、入院中に嚥下障害が認められたので、胃瘻を造設しました（図9）。Gさんは9月1日、胃瘻よりミキサー食を注入していたところ食後に嘔吐し、吐物を誤嚥しました（図10）。その結果、

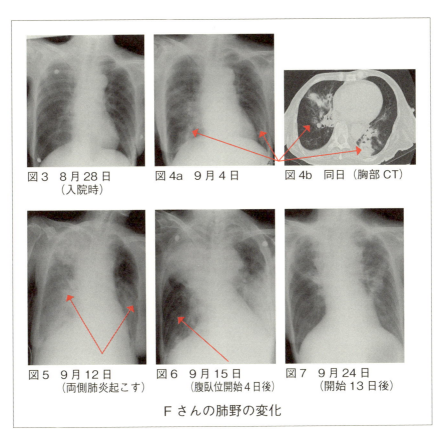

図3 8月28日（入院時）　図4a 9月4日　図4b 同日（胸部CT）

図5 9月12日（両側肺炎起こす）　図6 9月15日（腹臥位開始4日後）　図7 9月24日（開始13日後）

Fさんの肺野の変化

呼吸状態不良となり、酸素療法3リットル／分が開始されました。その後、SpO_2 94％をキープしていたのですが、喘鳴が強くなり、病状悪化したため、9月2日から腹臥位療法を1日3回実施しました。

〈腹臥位療法と離床の継続で退院へ〉

腹臥位療法の実施後、GさんのSpO_2は96％に改善し、酸素量も1リットル／分に減量できました。9月4日には胸部単純撮影で右下葉の陰影が改善されているのがわかります（図11）。さらに9月8日には両側の肺炎像が改善されたため酸素療法は中止となりました（図12）。そして、退院まで1日2回の腹臥位療法と離床を継続し、Gさんは9月24日退院されました。

図11～13をみると、腹臥位療法の特徴として、下葉から炎症像が改善

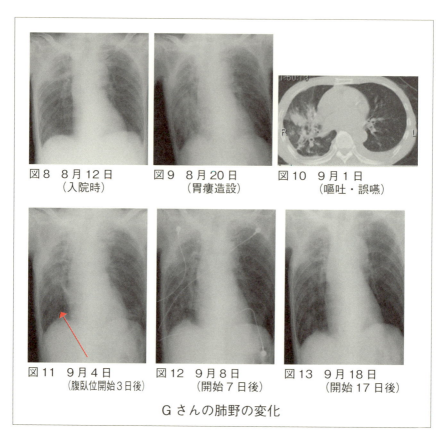

図8　8月12日（入院時）
図9　8月20日（胃瘻造設）
図10　9月1日（嘔吐・誤嚥）
図11　9月4日（腹臥位開始3日後）
図12　9月8日（開始7日後）
図13　9月18日（開始17日後）

Gさんの肺野の変化

され、気管分岐から喀痰の一部が肺上葉に移行し、炎症像が残存することがうかがえました。

3) 水頭症で意識障害のある患者Hさん
── 合併症も起こさず意識も改善

　Hさんは52歳の男性で、脳出血による脳室内穿破にて水頭症を発症し、緊急手術を受け、両側の脳室ドレナージ術により救命されました（図14）。入院中から意識障害を認め、合併症の発生リスクが高かったので、医師の管理下にて脳室ドレーン留置中から腹臥位療法を実施しました（図15）。
　腹臥位療法を行った結果、入院期間中に合併症を発生させることもなく、

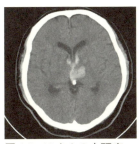
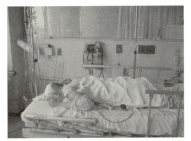

図14　Hさんの水頭症　　図15　腹臥位中のHさん

意識の改善にもつながりました。

　以上の3事例を通して、腹臥位療法を実施したことにより肺炎の改善や予防ができました。この効果は腹臥位療法単独ではなく、腹臥位療法の実施中や終了後の吸引行為や継続して離床を行うことで、より肺炎の予防と改善につながっていると考えます。

4　腹臥位療法、プラスの効果

1）腹臥位療法の5つの大きな効果

　腹臥位療法は仰臥位により背側全面にかかる一定の重力を反対側である腹側に変えることで得られる効果に着目した療法です。そして、①褥瘡／②関節拘縮・筋の萎縮／③肺炎／④排泄障害／⑤精神障害の予防・改善など、多くの効果を期待して実施されます。

　まず、褥瘡の予防は当然ながら、重力の方向を変えることで好発部位といわれる部分の除圧により血流が改善されるためです。関節拘縮や筋の萎縮予防は腹臥位により筋緊張が解除された状態になり、さらに自重がかかることで適度な筋の進展力や収縮力が働くためです。実際に上肢・下肢の関節の拘縮、尖足・円背・頸部の過伸展位の予防ができたことを経験しています。

　特に肺炎の予防では誤嚥ポジションの誘引となる頸部の後屈（過伸展位）が起きないことが重要です。誤嚥性肺炎を発症した状況下では、腹臥位が体

位ドレナージを有効にし、背側面に貯溜した喀痰が主気管支に誘導されます。流れ出てきた喀痰を、そのタイミングで吸引することで除去されます。

さらに、排泄障害の改善は寝たきり状況でも膀胱の貯留能・排出能が機能していれば腹臥位療法で尿路感染症の予防に期待が持てます。寝たきりでの排尿は残尿を来すため、腹臥位にすることで背側面に貯溜している膀胱内残渣が排出されやすくなるといわれます。尿路感染を予防するためには積極的に腹臥位にして残尿を減らすことです。

そして、精神障害の改善は、特に脳卒中による遷延性意識障害に効果が期待できます。腹臥位にし、手の平を下向きにしてベッド床面に接触させることで感覚神経が刺激され、その刺激は視床を経て、視床下部から大脳皮質に伝わり、大脳が賦活されて意識の改善がはかられるとされています。

2) 腹臥位療法の2つのプラス効果

当院では実際に腹臥位療法に取り組んできた結果、肺炎の予防と治療、筋萎縮、関節拘縮、遷延性意識障害患者の意識改善に、その効果を実感しています。しかし、神経因性膀胱（膀胱の収縮能の低下）に起因して起こる尿路感染には著しい効果は期待できていません。ただ、2つの"プラス効果"も実感しています。

〈尖足予防〉

腹臥位療法を行うときの補助用具として「尖足予防三角マット」（図16）を使うことで、重力によって筋の緊張が緩和され、尖足の予防ができました。

〈円背予防〉

高齢者は臥床により筋の短縮が始まり不良肢位が完成されてしまいます。腹臥位療法を実施していることで円背が予防され、「良肢位を保つ」という意味で歩行に向けての前段階として効果がみられます。また腹臥位療法によって整容が保たれますが、それは安全な歩行能力の維持につながります。さらに

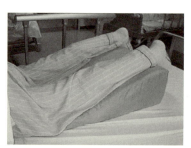

図16 尖足予防三角マット

「整容＝歩容」が保たれていることで、転倒等のリスクからも回避できると考えています。

5　腹臥位療法が看護職にもたらしたもの

　前述の3事例からも「腹臥位療法は合併症予防に効果がある」ことは明らかです。しかし、一般的に導入されているとは言い難いのが現実です。その大きな理由は「リスクを伴い、人手もかかる」からと思われます。

　けれども、「治療」には合併症が伴うこともあるし、副作用も伴うこともあり、それは腹臥位療法に限ったことではないと考えます。ですから「リスクを恐れて腹臥位療法を行わない」ではなく、「リスクが起こらない体制を整えて、十分なインフォームド・コンセントを実施し、病院総意の下で腹臥位療法を進められる」ことが理想と考えています。

　そして、看護職にとって、腹臥位療法がもたらす、とても大きなことがあります。腹臥位療法を実施するに当たっては、組織力が重要になり、それはチームワークをもって取り組むことにつながり、その結果、「安全が確保される」という成果が生まれるのです。したがって「腹臥位療法はチームワークを育む」といえます。

6　腹臥位療法における課題

1）窒息と骨折の危険性

　14年間の腹臥位療法の実践において、時としてインシデント・アクシデントを思わせる事態も経験しました。中でも、ドレナージ効果を高めるために行った体位で、足側を高くした傾斜体位にしたことで、患者の上体が前方にずれて口を閉塞し窒息するという事態を発生させてしまったこともあります。このときはその状態が数分だったことと、迅速な救命処置により最悪の状況を避けられました。

　また骨折については、うつぶせにした状態から上肢を挙上させる体位に

もっていく際に、不適切な上肢の回旋が、患者の上腕骨骨折を生じさせてしまいました。

2) 一般的な治療法になり得ないこと

　腹臥位療法を実施する上では、常に「安全」という言葉が脳裏に浮かびます。『老年者ケアを科学する』（医学書院）の著者である並河医師らが提唱した腹臥位療法は、長い年月を経ても未だに"積極的な治療"としては賞賛されていません。そして、何がそうさせているのか、その阻む理由すら明らかにされず今日に至っています。

　しかし、こうした歴史背景の中でも地道に経験知が重ねられています。緩やかな時間の中で限られた施設で、腹臥位療法は実施され、その効果が謳われるようになってきています。私は腹臥位療法が"歓迎される療法"と理解したいと思っています。昨今、超高齢社会を迎え、社会保険制度の崩壊が危惧されていますが、そうした中で腹臥位療法こそが「医療費を使わない療法」として注目されるべきと思います。そして、広く医療界に知らしめることができる療法として承認が得られたときには、この超高齢社会にとって、腹臥位療法は"強い味方"となると考えています。

7　腹臥位療法は超高齢社会に寄与する優れたケア

1) アクシデントを糧に、安全を高めた腹臥位療法

　前述のアクシデント発生時に起こったことです。医療事故として院内の事故調査委員会が召集されました。審議の上、「腹臥位療法は難治な合併症予防に効果がある」と委員長の立場にある院長より意見をいただきました。そして「安全な対策を講じれば、腹臥位療法を継続してよい」という寛大な許可をいただき、現在に至っています。

〈苦い経験を糧にして完成した「腹臥位療法対応マットレス」〉

　これらの苦い経験から、より慎重に腹臥位療法を実施する際の安全対策を整備しました。中でも並河医師と親交が深く、介護機器の研究開発もしてい

た歯科医師・金井純代先生との出会いが「腹臥位療法対応マットレス」の作成につながりました。頻回に訪問を受け、試行錯誤しながら試作品を経て、完成に至りました。このときに付属の介護備品として「尖足予防三角マット」も作成していただきました。よき理解者の支援の下、スタッフとの地道な腹臥位療法への取り組みが、多くの患者の合併症予防に役立っていると、今、実感しています。

2) 多くの看護職に実践してほしい腹臥位療法

腹臥位療法は"治療"の範疇なのか、"看護"の範疇なのか？ まず、「療法」と謳うことで"治療"になるでしょう。一方、安楽な体位をとらせることや褥瘡予防の観点から体位変換として"看護"の範疇というのも理屈が通ります。

今、腹臥位療法はあまりにも「療法」が先行してしまっていて、それが取り組みにくくしている状況につながっているのではないでしょうか？

しかし、腹臥位療法は薬もいらずコストもかからない療法です。超高齢社会が今後ますます進む中、医療費の抑制に寄与できる腹臥位療法が「治療なのか」「看護なのか」を明確にしていただき、広く実践できる医療界になることを深く希望します。

そして、今後10年後の患者像をイメージし、多くの看護職が"看護ケアの試み"として腹臥位療法を導入し、その効果を実感していただければ、看護職としてますます高齢者医療に貢献できるかと思います。

「腹臥位療法は超高齢社会に寄与する健康法で優れたケアである」ことを強調して、本稿を終えます。

(比留間 恵)

＊東大和病院ホームページ　http://www.yamatokai.or.jp/higasiyamato/

【引用・参考文献】

1) 並河正晃：老年者ケアを科学する いま，なぜ腹臥位療法なのか．医学書院，2002．
2) 川島みどり：腹臥位療法の現地点—普及のなかで見落としてはならないいくつかのこと．看護学雑誌，68 (6)，p.510-513，2004．

4 腹臥位療法は患者・家族・スタッフ全てを変える

柳原リハビリテーション病院

1　生きていく力を取り戻していくよう支えるリハビリテーション病院

　私は現在、医療法人財団健和会 臨床看護学研究所に所属していますが、以前は約6年間、柳原リハビリテーション病院に勤務していました。最初は副総師長として教育を担当し、その後、5年以上にわたり、総師長を務めました。本稿では、柳原リハビリテーション病院において腹臥位療法を導入したときの事例をもとに腹臥位療法の効果を報告します。

　柳原リハビリテーション病院（100床）は2005年4月、東京都足立区に開設されました。「どんな病気や障害を持っても、生きていく力を取り戻していけるよう支えること」「たとえ一人暮らしでも寝たきりになっても、最期まで住み慣れた地域で暮らすことができるよう支援すること」を理念とし、地域で暮らす方たちが十分な医療を受け、平和で幸福に暮らすこと、住み慣れた所でより豊かに暮らし続けられるようまちづくりにも寄与をすることをめざしています。

2　リハビリテーション病院における「腹臥位療法」の導入 ——20代後半の患者Ｉさんのケースを通して

　ここでは、重症脳血管障害の患者Ｉさんに腹臥位療法を導入したケースを詳細に振り返ります。結論から述べると、腹臥位療法は、患者本人の身体状況の改善、その母親である家族との関係の変化、そして病院スタッフのチー

ムとしての成長につながったといえます。

1）低血糖による意識障害を起こしたIさん

　入院してきたIさんは20歳代後半の男性でした。仰向けに目を閉じ、喉には気管チューブが装着され、物言わぬ姿で微動だにしません。ベッドからはみ出そうな長身で、足先は「バレリーナの足」と揶揄される尖足になっていました。その様子から、治療のために他病院で1年間入院していたIさんの身体は、全身の関節が固まっていることを想像させました。原因は低血糖による意識障害だそうです。もちろん食事は口からできず、胃瘻からでした。

　高齢者が多いリハビリテーション（以下：リハ）病院の中で、Iさんのような若い患者は稀でした。まして、開院したばかりの病院だったので、リハの経験の少ないスタッフ（看護職・介護職・セラピスト）にとっては「Iさんをいったいどのようにケアしていけばよいのか」と、不安を抱えながらのスタートとなりました。

2）繰り返す肺炎に諦めの気持ちが出てきたとき……

　Iさんには、気管瘻、胃瘻、導尿カテーテルが留置されており、チューブ類の管理のほかにも血糖測定やインスリン注射など複数の医療処置が必要でした。Iさんはときに開眼しますが、それは呼びかけに対してではなく意思の疎通はできません。全身は硬直しており、ベッドからリクライニングの車いすに移るときは、天井走行のリフトを使っていました。

　車いすの下半身部分を下げると、Iさんの血圧は低下しました。1年以上、仰臥位で過ごしたIさんの身体は、その姿勢に血流が慣れてしまったのか、うまく対応できない状況になっていました。そこで、まず最初は「身体の改善をめざす」というのではなく、「合併症を起こさないように現状を維持する」ことを目的にリハをすることになりました。

　半年後、Iさんは沈下性肺炎を起こして急性期病院へ再入院しましたが、加療して再び戻ってきました。しかし、その半年後には再び沈下性肺炎を起こしました。このような状況で結局1年が過ぎてしまいました。

そして当院においても、さまざまに取り組んでみましたが、同じような結果になってしまいました。スタッフの間にも「仕方のないことなのか……」と諦めにも似た気持ちが出始めたころ、腹臥位療法に取り組むことになりました。それは、過去に腹臥位療法に取り組んだことがある助言者（大宮裕子氏：当時、健和会臨床看護学研究所研究員）がいたからです。

3）腹臥位療法を導入して肺炎が起きなくなった

Ⅰさんの身体は、頭から足先までほぼまっすぐになっていました。股関節は少し屈曲できる程度で、横を向くときにも制限がありました。そこで、腹臥位に取り組み始めた当初は、理学療法士（以下：PT）や作業療法士（以下：OT）等のセラピストと看護師・介護福祉士が一緒になって身体の向きを変えました。そして腹臥位実施中は看護師・介護福祉士が観察するという役割を決めて、5分、10分とその時間を延長していきました（図1）。

Ⅰさんには数カ月間、腹臥位療法を毎日実施し、晴れた日には、日光浴も兼ね、ベッドごとデッキに出たこともありました。そして、1日30分は腹臥位を持続できるようになった頃から、Ⅰさんの身体に変化がみられ始めました。股関節がやわらかくなり、普通に股関節を動かせるようになったのです。股関節が制限なく動かせるようになり、おむつ交換や身体の向きを変えるなど介助動作もやりやすくなりました。

中でも大きく変わったのは、ベッドと車いす間の移乗方法です。それまでは、リフトを使っていましたが、スライディングボードでの移乗ができるようになったのです（図2、3）。当然、この頃には、足を下げても血圧が維持されるようになっていて、Ⅰさんの循環動態も改善していました。そして、腹臥位療法を始めてからⅠさんは、あれほど繰り返していた肺炎を起こさなくなったのです。

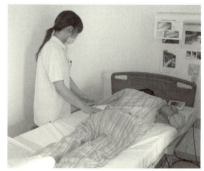

図1　腹臥位療法を始めたⅠさん

4) スタッフの"つぶやき"が2年ぶりの帰宅を実現させた

　Iさんは、それまでの"ベッド上だけの生活"から、ベッドを離れることが増えてきました。そのようなとき、あるスタッフがつぶやいたのです。「そういえば、Iさん、1年以上、家に帰っていないよね」と……。

　Iさんは、自宅で両親と祖父母と暮らしていました。Iさんの母は持病があって無理のできない身体でしたが、家では何とか高齢の祖母の介護をしているとのことでした。その中でIさんは頑張って働き、やっと念願の自分のお店をオープンさせた矢先に、病に倒れました。そして2年間、家を出たままなのです。母は毎日、Iさんの面会に訪れていました。

　Iさんの家は、車で片道1時間ほどの距離にあります。口に出したらやり遂げるスタッフたちは、「家にお連れしよう！」と目標を決め、早速動きだしました。Iさんの母に、「1回、家に帰ってみましょう」と話し、外出日と時間、寝台車の手配、付き添うメンバーの選出（医師・スタッフ・セラピスト）、持ち物（吸引器・血圧計等）など準備を進めていきました。「付き添っていきたい」というメンバーの選出は、希望者が多くて困りましたが、スタッフのIさんに対する思いの表れでもありました。

〈腹臥医療法の効果〉
・股関節が屈曲するようになった
・まるで意識があるかのように車いすに移乗した
・下肢を下げても血圧が低下することなく、安定してきた

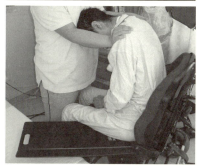

図2　スライディングボードで車いすに移乗

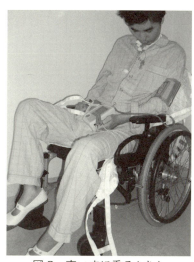

図3　車いすに乗るIさん

用意周到、準備が整い、いよいよIさんが帰宅する日が来ました。スタッフはみんなで寝台車を見送りました。2年ぶりのわが家の玄関をストレッチャーでくぐったIさんを、父・祖父・祖母が出迎えました。

　久しぶりに見るIさんに、祖父は「花火を見せてあげたい」とつぶやいていたそうです。実はこの地域では夏に大きな花火大会があり、Iさんも楽しみにしていたそうです。この言葉を聴いたスタッフは、病院に戻ってきたとき、「次は花火大会を見るための外出を計画しよう！」と提案したのです。

5）初めての外出に挑む中でIさんの母に変化が！

　日帰りとはいえ、Iさんの2年ぶりの帰宅は、次回の外出計画の契機となりました。「次はもう少し長い時間、外にいることはできないか」「長い時間になると医療処置をどうするか」「また同行するスタッフはどうするか」など、解決しなければならない課題も増えました。

　一方、ほぼ毎日面会に来ていたIさんの母は、洗濯機をかけ、その間は食堂のソファで本を読んで過ごしており、Iさんへのかかわりは多くありませんでした。腹臥位療法に取り組み始めた頃も、遠くで見守る様子でした。けれども、初めての外出をめざし始めた頃から、Iさんの傍らに近寄るようになりました。そして、看護師が実施している血糖測定や経管栄養などの医療処置のときに、「私もやってみようかしら」と声をかけてくるようになったのです。

　これは嬉しい予想外の言葉でした。母が少しでも医療処置を習得できれば、Iさんの外出時間が延長できるからです。ただし、母が複数の医療処置を覚えるのは、容易なことではありません。まず、外出時に絶対に必要となる血圧測定、インスリン注射といった簡単なものから指導していきました。そして、盛夏のある日、Iさんは長時間の外出ができ、家族団欒で花火大会を楽しむことができました。

6）なぜ、今まで腹臥位療法に取り組んでこなかったのだろう……

　Iさんの2回目の外出となった花火大会が無事に終わり、母も医療処置を

積極的に覚えたいとする姿から、スタッフの中に「Ｉさんは外泊ができるようになるのではないか」という思いが広がっていきました。次の年中行事で、家族が一緒に過ごしたいといえば、お正月です。次の挑戦は、そこに向かって、母に必要なケアや処置方法を指導することでした。

腹臥位療法に取り組む前のＩさんは、年中行事のように、夏と冬に肺炎を起こして急性期病院に入院していました。それはお盆と正月、まさにこの時期で、1年前も入院していたのです。

しかし、今、目の前にいるＩさんは、これからお正月を過ごすために家に向かおうとしています。この日を迎えるまでに肺炎を起こさずこられたのは何より嬉しいことでした。同時に、その前のケア、つまり腹臥位療法をしなかったケアについて大いに反省させられました。

私たちは喜びと反省の入り混じった複雑な心境でＩさんを見送りました。予期せぬことも起きるのではないかと不安でしたが、Ｉさんの1泊2日の外泊は無事に終わりました。母は「疲れたけれども家はよかった。数年ぶりに家族で過ごしたお正月は楽しいひとときとなった」と話してくれました。

7）月に10日間の在宅療養が実現

このころＩさんの入院は2年近くになり、診療報酬の関係上、このまま入院を継続するのは難しい状況となりました。そして、長期に受けてくれる病院への転院か、あるいは在宅復帰の可能性があるのかと議論が持ち上がりました。

「Ｉさんはここまで身体状況が改善したから受け入れてくれる病院はあるのではないか。ただ、そこで腹臥位療法を継続してくれるのだろうか？ もし、してくれないと、また寝たきりになって元に戻ってしまうのでは……」との不安が強くよぎりました。その一方で、1泊2日の外泊経験から、「訪問看護などの在宅サービスをうまく調整すれば、在宅でもみていけるのではないか」との声も上がり、まず、在宅療養の方向性で進めることになりました。

Ｉさんの在宅療養で最大の課題は介護力でした。自宅には既に介護を受ける祖母がいるため、病弱の母がどの程度までＩさんの介護ができるかは不透

明でした。訪問看護や訪問介護、そして往診を導入するにしても、母には負担がかかることになります。そこで、まず試験外泊で在宅療養の可能性を探ることにしました。

しかし、自宅への外泊中は、スタッフはボランティアで様子を見に行くことはできますが、病院や訪問看護ステーションによる在宅サービスを導入することはできません。この試験外泊で母の様子をみるとしても2泊までが限度でした。

そこで在宅チームと話し合いました。そして「母の介護力を考えると、在宅サービスを導入してもずっとは無理だろう。短期間でも退院し、再入院をするという試みにチャレンジしてみよう」となりました。苦肉の策でしたが、今、Iさんは、月のうち10日を在宅療養で、残りを病院で過ごすことができるようになったのです。

8）意識のないIさんがポータブルトイレで便を

このころIさんは30歳の誕生日を迎えました。Iさんは、両脇を支えられ、ソファの真ん中に座り、スタッフに囲まれて記念写真に納まりました。まるで、自分の意思で座っているような情景です（図4）。

そして、さらに信じられないことがありました。支えられてポータブルトイレに座ったIさんは、しばらくするとポータブルトイレに形のある便を排泄しました。意識のないIさんがポータブルトイレで排泄し、その便はバナナのような有形便だったのです。Iさんが便意を訴えたわけではありません。そのことを聞いた病棟内では、驚きと感嘆の声が上がりました。これも腹臥位療法の効果と実感した瞬間でした。

3　腹臥位療法の本人への効果

1）　腹臥位療法に積極的に取り組むきっかけとなったIさん

腹臥位療法に取り組んだIさんの変化は、まさに目をみはるものでした。長期に寝たきりだったIさんが、もちろん支えは必要とはいえ、座位までと

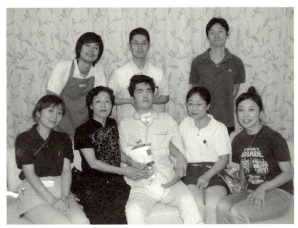
図4　30歳の誕生日に母とスタッフに囲まれて

れるようになるとは予想もしませんでした。何より、定期的に肺炎を起こすことがなくなったことで、ケア技術の1つとしての腹臥位療法の効果を実感できました。

　また、徐々に改善していくIさんの身体は、スタッフたちのケアをやりやすくしました。そして「在宅には帰れないだろう」と思っていたIさんが一時的にでも退院することができたことで、スタッフはそのような環境を生み出すことにつながった腹臥位療法に喜びとやりがいを感じるようになっていきました。やがて、他の病棟でも他の患者に腹臥位療法を実施するようになりました。

2)　日中は食堂で過ごせるようになったJさん

　腹臥位療法の効果は他の患者でもみられました。脳梗塞の後遺症で、経管栄養をしている高齢患者のJさんは、発症から数年が経過していましたが、ずっとほぼ寝たきり状態でした。自力での痰の喀出は難しく、吸引をしていました。しかし、腹臥位療法を始めて、吸引回数が減って肺炎を発症することはなくなりました。身体の硬直も緩み、リクライニングの車いすに座れるようになり、日中は食堂で過ごすようになりました。

3) 感情を表現できるようになったHさん

　脳梗塞の後遺症が残り、胃瘻からの経管栄養をしている高齢患者Hさんは、ほぼ寝たきり状態でした。意識はあり、気管瘻は閉鎖されていましたが、ほとんど話すことはありません。Hさんの病室にはいつも複数の家族が付き添い、少しでもよくなるようにと期待して熱心に介護されていました。そのHさんに肺炎の予防のために腹臥位療法を行うと、すぐに痰を出しやすくなり、吸引の回数も減ったのです。

　数週間経ったある日、Hさんは「柿が食べたい」とつぶやきました。Hさんは、柿が大好物だったのです。少しずつ味わうように口に入った柿を噛みしめながら、Hさんは今まで見せたことのない笑顔になりました。家族もスタッフも一緒に、自分の口には入っていない柿を噛みしめるように見守りました。わずかの量でしたが、Hさんは満足したようでした。

　その後、Hさんは「なぜ、こんな身体になったんだ」「病気が憎い」と病に倒れたことに怒るようになりました。ほとんど話すこともなかったHさんの感情の発露は衝撃的な出来事で、腹臥位療法に取り組む前には考えられないことでした。

3　腹臥位療法の周囲への効果

1) 介護する家族を変える

　Iさんに腹臥位療法を導入するようになって、それまでは遠巻きに見守っていた母が、Iさんのケアに積極的になってきたのは前述の通りです。そして、母だけでなく、父・祖父・祖母も2年ぶりに戻ったIさんを見て、好きだった「花火を見せてあげたい」と言い、次の外出を心待ちにするようになりました。家族は、その後の外出・外泊のために、積極的に準備をするようになりました。

　Iさんの母がなぜこのように変化していったのでしょうか？　それはIさんの身体状況の変化とスタッフの変化に他ならないと私は考えています。

　腹臥位療法を始めて、固まっていたIさんの身体は、徐々にやわらかくな

りました。意識がはっきりするようにはなりませんが、次第に座れるようになり、リフトからスライディングボードを利用して移乗できるようになりました。体幹の支えがあれば、まるで自分で座っているかのように見えるまでになったのです。ベッド上でほぼ寝たきりだったIさんは、1年前とは別人のようでした。この思いもかけない身体状況の改善は、さまざまな可能性を与えてくれました。

　Iさんの母は、スタッフたちが通常のケアをしているときには今まで通りの面会時間を過ごしていましたが、腹臥位療法に取り組み始め、外出をした頃からスタッフへの話しかけも増えてきました。それは、Iさんへの働きかけに比例するように、スタッフの積極的な姿勢が反映しているように思われます。それらが相乗効果となり、腹臥位療法は母の積極的な姿勢を引き出したと想像できます。

2) スタッフ個人の成長にも

　腹臥位療法の取り組みは、スタッフ個人の力量を伸ばすことにもつながりました。介護福祉士として2年目を迎えたあるスタッフは、1年目から腹臥位療法に積極的に参加したメンバーの1人です。ある退院前の患者の合同カンファレンスの場で、これからその患者にかかわる在宅メンバーをはじめ、病棟内のそれぞれの職種の担当者10人ほどで会議をしたときのことです。麻痺が残り、車いすレベルの患者は頑固な便秘であり、在宅に帰ってからも苦労することが予想されました。訪問看護で浣腸をすることも提案されましたが、食事や薬の調整だけではこと足りない状況でした。

　このとき、この介護福祉士は、すかさず「先生、腹臥位療法をやってみたいと思いますが」と医師に提案しました。Iさんなどの経験から、便秘にも有効だという感触を得ていたからこその発言でした。介護福祉士がその場にいた患者に「どう？」と問いかけると、本人も家族も了解しました。そして、医師から「じゃ、腹臥位療法をしてみて」と、その場で了承が得られました。

　リハビリテーション病院には、さまざまな職種が働いており、対等の立場で患者のケアに当たることをめざしています。しかし、介護福祉士が医療職

場で働く歴史は浅く、資格や給与面から未だ対等な立場とはいえず、フラットな関係を構築するのはなかなか難しい現状です。そのような中で、介護福祉士が自分の意見を述べる姿は堂々としていました。腹臥位療法に取り組み掴んだ自信がそのスタッフにはあったのだと思います。

　ケアを提供するスタッフが１つの技術を獲得し、また次に活かそうとする姿勢はまさにプロフェッショナルといえると思います。

3）　チームの成長に

　Ｉさんに腹臥位療法を始めるに当たり、体位変換方法についてはセラピストの協力を得ました。ほとんど仰臥位で過ごし、関節の拘縮が強いＩさんを看護師・介護福祉士だけで腹臥位にすることは技術的に未熟であり、危険が伴うことであったため慎重に進めたのです。

　だんだんと、セラピストの力を借りなくともできるようになりましたが、セラピストもＩさんの身体の変化を実感するようになり、他のスタッフと語り合うことが多くなりました。そして、職種にかかわらず、Ｉさんの外出や外泊を計画しようという空気をつくりだし、成し遂げました。

　多職種が一緒に働く"チーム"では、職種間の対立が出てくることも少なくありません。その原因は、意見の相違や考え方の違いによるものが多いのですが、「誰のための医療の提供か？」と考え、「患者のために」という思いで一致できれば、その対立はそう多くはありません。当院においても、「Ｉさんへの腹臥位療法」という取り組みを通し、チームは活性化され、発展する機会となりました。

4　腹臥位療法における課題と展望

1）　課題は「看護師の役割を果たすこと」と「ケアの見方を変えること」

　このように、腹臥位療法はケアをするスタッフに大きな効果をもたらすものですが、私たちは看護師として、まずケアを受ける側の身体を整える役割があります。この点を軽んじてはいけないと思っています。

また、ここで紹介した数例の腹臥位療法からいえることは、「人間の限りない可能性を引き出すことができるのが腹臥位療法である」ということです。今、目の前でみている患者の姿はそれがすべてではなく、ケアによって変化しうる存在であることを、腹臥位療法は私たちに教えてくれました。このように、私たちケアする側も見方を固定せず、柔軟に変えることが必要なのではないでしょうか。

2)　「定期的に行えるケア」と考えるようにしていきたい

　Iさんは腹臥位療法を実施したことにより、身体の拘縮が改善され、肺炎も起こさなくなったという改善がありました。関節が緩んだことで日常のケアがやりやすくなったことは前述しました。これを具体的にいうと、日々ケアする側にとっても不要な力を出さずに済み、患者にもストレスやリスクを与えないという意味で非常に大きな意味があったのです。

　腹臥位療法は、結果が見えるまでには時間がかかり、継続した積み重ねによってその成果が見えてきます。そのため、「腹臥位療法は、毎日食事をするように、眠るように、定期的にするもの」と考えてみてはどうでしょうか。その考えに沿って、取り組んでいく過程で、チームの成長、個人の成長にもつながる要素を持っている腹臥位療法は、キュアよりケアが重視されていく、これからの時代にまさに必要とされている療法といえると思います。

(宮城　恵里子)

＊柳原リハビリテーション病院ホームページ　http://yanagihara-reha.kenwa.or.jp

5 腹臥位療法でQOLが大きく向上

療養病床での活用

1 療養型医療施設でのケア～"その人らしい生活"を取り戻すために

　数年前、私は以前勤務していた医療法人三慶会指扇(さしおうぎ)療養病院でスタッフとともに「腹臥位療法」を実践し、その効果について事例ごとにまとめていました。具体的には、廃用症候群の予防・改善を目的に、臥床していることが多い患者に1日1～2回、15～30分間ほど、腹臥位あるいは半腹臥位へ援助しました。

　指扇療養病院は、埼玉県さいたま市西区に位置している240床の療養病床です。西区は、西は川越市、北は上尾市に隣接しており、人口約8万5000人、高齢化率は23.0％となっています。指扇療養病院は、隣接している指扇病院をはじめとした近隣の急性期病院や訪問看護ステーションなどの在宅サービスと連携をとりながら地域に密着した医療に取り組んでいます。

　療養病床に入院している患者の多くは高齢者であり、急性期病院での治療が一段落した後、継続的に治療を受けながら在宅復帰や施設への入所をめざしています。しかし、近年では重症化が進み、加齢に伴う変化に加えて疾患の後遺症や合併症、廃用症候群などにより、高カロリー輸液・経管栄養・酸素療法・吸引などを必要とする患者が増えています。療養病床では、このように医療の必要性が高く、施設で看取りを迎える方も増えてきています。

　指扇療養病院では、「この病院を選んでよかった」と言う患者・家族からの嬉しい言葉を糧に、たとえ重症な状態であっても、できるだけその人らしい1日が送れるよう、看護職・介護職が一丸となって頑張っています。

2　療養病床における「腹臥位療法」導入の経緯

1) 腹臥位療法を導入するための準備

　看護部長は「ケアの質向上のために腹臥位療法に取り組んでいきたい」という思いがあり、腹臥位療法にとても理解を示してくださいました。

　しかし、病棟においては腹臥位の効果についてほとんど知らないスタッフや、まったく関心のないスタッフ、知っていても「乳幼児突然死症候群のような状態を引き起こすのでは」と誤解しているスタッフなどさまざまで、いきなり腹臥位療法を導入するのは難しい状況でした。

　そこで、看護部長には腹臥位療法への協力のお願いと、腹臥位療法に師長としてどのようにかかわっていくかの方向性を師長会議の場で、説明していただきました。

　また、私は院内の教育委員会に協力してもらいながら、腹臥位療法についての勉強会を企画・実施し、病棟のスタッフに説明しました。

　こうして病棟師長とスタッフに腹臥位療法の目的と方法について周知した上で、病棟師長の協力でリーダーシップをとってくれる担当看護師をそれぞれ選出し、担当看護師とパートナーシップを組みながら実施していくことになりました。

2) 腹臥位療法導入への働きかけから5年経過し、定着も

　実際には、患者にはそれぞれケアプランを担当するスタッフ（介護職の場合もある）がいるので、そのようなスタッフを担当看護師が一緒に巻き込み、ケアプランに腹臥位療法を組み込みながら実施しました。私は週1回病棟に行き、担当看護師や他のスタッフと一緒に腹臥位療法を実施しながら評価し、それ以外の日は病棟のスタッフだけで実施してもらうことになりました。さらに、月に1回は院内で腹臥位療法に関する事例検討や意見交換会を開催していきました。このような活動から5年経過し、現在ではいくつかの療養病床で数人の看護師が中心となり、主体的に腹臥位療法に関する勉強会を開催したり、援助を実施したりするようになりました。

3　70代後半の患者Lさんへの腹臥位療法

1）誤嚥性肺炎を発症、経管栄養となり療養病床へ

　とても印象深かった70歳代の女性患者Lさんの変化について紹介します。一般病床から転院してきたLさんは、脳出血後遺症による右片麻痺（弛緩麻痺）と高次脳機能障害、廃用症候群のため、日常生活の全てにおいて介助が必要な状態で、要介護4の認定を受けていました。

　もともとは夫と2人暮らしだったのですが、高齢の夫1人では在宅介護は困難であり、Lさんは介護保険施設に入所していました。その入所している施設で誤嚥性肺炎を発症してしまい、一般病床へ緊急入院することになりました。

　入院後、治療が開始され、3週間ほどで状態は改善しましたが、嚥下障害により食事が経管栄養へ変更になってしまったことから介護保険施設には戻れず、療養病床への転院になりました。

　転院当初のLさんは、寝たきりで覚醒が悪く、発語もほとんどみられませんでした。また、仙骨には3.8×2.0cmのⅡ度の褥瘡ができていました。「うーん、うーん」という原因のわからない呻吟が頻繁にあり、私たちがどこか苦しいところがあるのか尋ねても反応がありませんでした。

　転院して10日目から経口摂取をめざして言語聴覚士による摂食嚥下訓練がベッド上で開始されました。訓練は順調に進み、開始から2カ月後、昼の1食だけミキサー食の経口摂取が始まりました。

　昼食はベッド上ファーラー位で、言語聴覚士が訓練も兼ねて全介助で行っていました。やがて、食事のときの声かけに「おいしい」「大丈夫」という発語が2回ほどみられるようになり、経口摂取の開始によって、徐々に反応がよくなってきているように思われました。しかし、嚥下にはまだ時間がかかっていました。

2）廃用症状改善のために腹臥位療法の導入を提案

　昼食が開始になってから3週間後、ちょうど転院して3カ月が経ったと

きです。昼食時に病室をのぞいてみると、Lさんはベッド上ファーラー位で、言語聴覚士の介助で食事をしているところでした。むせずに嚥下はできていましたが、嚥下までに少し時間がかかっており、3週間前と変化がほとんどない様子でした。

　食事をしているLさんの表情が暗く虚ろで、すべて受け身な様子であることが、私はとても気になりました。発語も1回あった後、2回目以降はみられません。声かけにもうなずきがあるだけでした。褥瘡はⅠ度に改善していましたが、「うーん、うーん」といった謎の呻吟はまだ続いていました。主治医に確認しましたが、呼吸器には特に異常はないとのことでした。

　私は「Lさんは腹臥位になれば頸部の緊張がとれて呻吟が改善し、嚥下もスムーズになるのではないか……。意欲低下や言語表出の少なさ、そして褥瘡といった、嚥下以外でも廃用症候群に関連している問題も改善できるかもしれない」と考え、主治医・師長・ケアプラン担当看護師をはじめ、スタッフに「腹臥位療法を実施してみよう」と提案しました。

　はじめはみんな躊躇していましたが、できる範囲でいいから協力してほしいとお願いし、ようやく賛同が得られました。本人や家族にも説明して承諾がとれたので、さっそく腹臥位療法による援助計画を立てていきました。

3）体位変換とポジショニングの実際

　腹臥位療法の実施は、途中でスタッフたち自身が疲弊して中止になることがないように、無理をせず継続できる内容で考えていきました。それは以前他の病棟にいたときに無理をしすぎて腹臥位療法がみんなの負担になってしまい、継続できなくなったことがあったからです。

　そんな反省もあり、Lさんの援助は、ケアプラン担当看護師と一緒にみんなで話し合い、月〜金曜日の週5日、1日1回で、Lさんと病棟のスケジュールに合わせて14時くらいからの15分間、その日の受け持ちの看護師が実施することに決まりました。

　腹臥位療法を始める前、「Lさんは認知機能の低下があり、いつも仰臥位〜半側臥位で過ごしていたので、135〜180度に身体が傾くことに恐怖を感

じるのではないか」と心配する声がありました。そこで、安楽な腹臥位療法を提供するために、できるだけ体位変換はゆっくりとすること、Ｌさんの状況や自分の援助技術に応じて、場合によっては２人介助での実施も考えることなど、体位変換とポジショニングを検討していきました。

　実際の援助では、Ｌさんは右片麻痺なので、健側である左側に向かって体位変換する方法で検討しました。特に、Ｌさんの麻痺は弛緩性だったので、右肩関節の脱臼に注意して体位変換するようにし、ポジショニングの際は肩関節の良肢位を保てるようにクッションで調整しました。また、左肘関節と手指の関節に軽度の拘縮があって０度に伸展するのが困難だったので、左肩〜上腕が体幹の重さに圧迫されて血行障害を来さないように、クッションを体幹との間に挟み込むようにして半腹臥位にポジショニングしました。

　体位変換とポジショニングについては、毎回、苦痛がないか評価しながら実施していきましたが、Ｌさんは予想に反して実施への抵抗がなく、体重が軽かったこともあり、１人介助でもトラブルなく体位変換を実施することができました。半腹臥位になっているとき、Ｌさんは全身の緊張がとれたようにとてもリラックスした様子で、「気持ちいいですか？」と聞くとうなずいてくださいました。そして、腹臥位療法の実施から１週間で呻吟がぴたりと消失し、さらに呻吟の消失に伴って、声かけに「うん」という返事や、「おはよう」「大丈夫」などの発語が聞かれるようになりました。以前は、発語があったのは食事のときだけだったのですが、食事のとき以外の声かけでも発語が聞かれるようになったのです。

　褥瘡も治癒し、腹臥位療法実施１週間で目に見えてよくなりました。みんなＬさんの援助には協力的で、順調に進んでいきました。

4）腹臥位療法導入後、笑顔が多くなってきたＬさん

　腹臥位療法開始から３週間後、Ｌさんは嚥下がスムーズになり、食事への集中力がよくなったので、食事の介助は私たちが実施することにして、それまでのベッド上ギャッチアップでの食事をやめ、食堂で他の患者たちと一緒に食事の雰囲気を味わってもらえるようにしました。食堂での食事に、Ｌさ

んはとても嬉しそうでした。言語聴覚士は起立性低血圧を心配していましたが、少しずつ時間をかけて起こしたので、Ｌさんの血圧は安定しており、気分が悪くなることもありませんでした。

　今までは全介助での食事でしたが、グリップのついた持ち手の太い介助スプーンを左手に持ってもらい、自力での摂取を促すと自分で食べ物をすくおうとする動作がみられました。しかし、Ｌさんの左上肢は廃用により筋力が低下し、手指の関節も拘縮しているため、スプーンを持つ手に力が入りません。手首のひねりもうまくできず、食べ物をすくうことはできませんでした。そこで、スプーンに食塊を乗せてみると、口までスプーンを運ぼうとする動作がみられました。けれども、連動した細かい動作は難しいようで、何度やっても口まで運ぶ前に食塊がこぼれてしまいました。

　Ｌさんは、前かがみになり、顔をスプーンに近づけて必死に口まで運ぼうとするのですが、今度は自分で上体を起こせなくなってしまい、結局介助での食事となりました。しかし、翌日もＬさんはあきらめずに自力摂取に取り組み、それから１週間後、途中から介助が必要になるものの、スプーンに食塊を乗せると、上手に口まで運べるようになりました。Ｌさんの表情はみるみる明るくなっていき、腹臥位療法中に声をかけると声を出して笑ってくださるようになりました。

　夫もＬさんの変化に「おかげさまでよくなっていますよ。こんなによくなるなんて思わなかったから、ほんとありがとうございます」と喜んでくださいました。夫は、面会に来ると積極的にＬさんを散歩に連れていくようになり、夫に車いすを押してもらっているＬさんはとても嬉しそうでした。スタッフの間でも「Ｌさんの笑顔が増えて表情が豊かになった」という意見が出るようになり、その変化は私たちの喜びになっていました。

4　座位による皮膚の亀裂にも対処する

1）腹臥位療法実施１カ月後、経管栄養からの離脱

　腹臥位療法開始から１カ月後、Ｌさんは朝食も経口摂取になり、経管栄養

は夕方だけになりました。食事中、時々手が止まってしまうので、そのときは「手が止まっていますよ」と私たちが声をかけるのですが、そうするとスプーンで食べ物をすくって口まで運べるようになりました。私たちが「早く鼻のチューブが抜けるといいですね」と言うと、Lさんはしっかりと笑顔でうなずき、自立への意思を強く感じることができました。

　そして、経口での食事が2食になって1週間後、ついに経管栄養は中止になり、鼻腔チューブもとれて3食とも経口での食事になりました。Lさんに「上手ですね」と言うと「そんなことないわ」と答え、「食事は食べましたか？」という問いには「まだ食べてない」など発語の内容が増え、言語でコミュニケーションがとれるようになっていきました。また、腹臥位療法中に「握手しましょう」と私が左手を差し出すと、拘縮した自分の指を一生懸命に曲げて握手しようとしてくれました。

2）仙骨部の亀裂発生にスタッフみんなで話し合う

　しかし、経口での食事が3食になってから1週間後、Lさんの仙骨部に2cm大の亀裂ができてしまいました。食事の回数が増え、それに伴って車いすに乗る機会が増えて喜んでいた矢先に、離床が原因で褥瘡ができたというのはとてもショックな出来事でした。Lさんに「車いすに乗っているとき、お尻は痛いですか？」と聞くと、「痛いときもある」という返事。「お尻が痛いと、お食事の楽しみも減っちゃいますね」と言うと、大きく深くうなずいていました。

　Lさんの褥瘡は、座位時間の延長に伴う疲労により座位姿勢が崩れてしまい、姿勢を自分で直すことができないために生じたものと考えられました。そのため、「食事は以前のようにベッド上で摂ってもらったほうがいいのではないか」という意見も出て、病棟ではLさんの離床について意見が割れてしまいました。そのとき、「食堂での食事の待ち時間が30分以上もある。そのために疲労してしまうのではないか」という意見が上がり、まずは食堂に入る時間を最後にしてもらうことにしました。その上で、座位姿勢の保持について改善を検討することにしました。

スリングシートのたわみの改善と、座面の体圧を分散するために、師長が座面のクッションを他の病棟から調達してくれ、変更してみたところ、亀裂は1cm大に縮小しましたが、Lさんに「お尻はまだ痛いですか？」と聞くと、「痛いね……」と悲しそうな表情をするので、さらに検討しました。

　使用している標準型車いすは変更することができず、小柄なLさんには幅も奥行きも広いため、背部と両脇にクッション類を用いて座位保持の安定をはかったところ褥瘡は改善していきました。この頃、食堂に出ていたLさんに「お尻は痛いですか？」と再び聞いてみると、「痛くない」と答えてくださいました。そして食事をすべて自力で食べている様子をみて、「Lさん、もうすっかり1人で召し上がっているんですね」と言うと、「うん、1人で食べてる」と笑顔が返ってきました。このときには、Lさんの左上肢の拘縮はかなり改善され、肘関節は0度まで伸展できるようになっていました。

　そして、仙骨の亀裂はおよそ1カ月で治癒しました。「Lさん、よかったですね」と言うと、嬉しそうにうなずき、「今日のお食事はどうでしたか？」と聞くと「おいしかったよ」と答えてくださいました。

3) さらなるADLの向上をめざし、腹臥位療法を卒業

　Lさんの座位姿勢は安定し、レクリエーションにも参加するようになり、ますます離床時間が増えていきました。そのため、腹臥位療法を行う時間を確保することが徐々に難しくなっていきました。そこで腹臥位療法について評価をするとともに、今後の方向性について検討するために振り返りを行いました。

　この3カ月間のLさんの変化として、呻吟の消失、嚥下障害の改善、意欲の向上、食事の自立、言語的コミュニエーションの改善、褥瘡の治癒が挙げられ、腹臥位療法を開始した当初の目的が達成できたことを確認しました。そして、「LさんのADLがもっと向上するように、他のケアを提供していこう」ということになりました。Lさんにも「うつぶせはもう少し続けてみたほうがよさそうですか？」と相談してみると、「もういいみたい」という返答だったので、LさんのさらなるADLの向上を優先し、腹臥位療法はひ

とまず終了することになりました。

　次の計画として、座位姿勢の保持が改善してきたので、トイレでの排泄を提案し、排泄の自立に向けて計画を立てていくことになりました。排泄の自立に向けての取り組みは、Lさんのケアプラン担当看護師が中心となって実施していきました。尿意の訴えがなく、立位の保てないLさんの介助は大変でしたが、2カ月後、1日に数回のトイレ誘導で排尿がみられるようになりました。「すごいですね、Lさん！」と声をかけると、「頑張らなくちゃね。いろいろとすみません」という返事が返ってきました。

4) 介護保険施設に入所のため退院

　このころのLさんは、言葉に関しても、まだ構音障害があるものの、単語は問題なく聞き取れ、文になるとなんとか聞き取れる程度まで改善しました。周囲の声かけに返答するだけでなく、自分から話しかけてくださるようにもなりました。1週間に1度来院する私に、Lさんは「しゃべって、しゃべって」といろいろなスタッフから言われていること、介助スプーンではなく普通のスプーンでも食べられるようになったことなど、いろいろと話してくださいました。

　そんなとき、以前入所していた介護保険施設のスタッフが、Lさんの様子を見に来ました。対応した夫は「施設にいたときよりも状態がよくなっているから、向こうのスタッフも驚いていましたよ」と嬉しそうに教えてくださいました。

　それから数日後、Lさんは再び、その施設への入所が決まり、退院となりました。

5　本人もスタッフも実感できる腹臥位療法の効果

1)　腹臥位療法は患者本人をエンパワメントする

　Lさんの事例で述べてきた改善の全てが腹臥位療法の成果といえばおおげさですが、腹臥位療法によって頸部の緊張がとれて呻吟が消失したところか

ら、嚥下がスムーズになり、発語が増え、意欲が向上し、離床が増え、食事が自立し、といったように心身への波及的な改善がみられたことは明らかだと思います。

　腹臥位療法によって、脳出血そのものによる後遺症の改善は難しいかもしれませんが、廃用症候群による影響を取り除くことによって、そのような疾患による不可逆的な後遺症が明確になってきます。それが明らかになることで、さらにその人に合ったケアをどのように行えばよいかもはっきりするのだと考えます。

　Lさんは、腹臥位療法のとき、全身の緊張がとれたようにとてもリラックスして気持ちよさそうにしていたことから、そのことが廃用症候群の改善につながる刺激となっていたのではないかと考えます。

　そして、その気持ちよさの要因には、Lさんの状態に合わせた体位変換やポジショニングの技術はもちろんのこと、それらの実践を通した"ケアリング"も含まれると思います。

　そのようなスタッフとの相互的な関係性の中で、腹臥位療法により頸部の緊張がとれて状態が改善し、それによってLさんがエンパワメントされていったことが波及的な改善に影響していると考えています。

2）　腹臥位療法が引き出す"エンパワメントの多重構造"

　また、エンパワメントされたのはLさんだけでなく、Lさんとの相互作用の中で関係する人たちもエンパワメントされるのです。腹臥位療法によってLさんは変化し、その変化が私たちのLさんへの関心を深め、喜びや実施の手応えとなってエンパワメントされ、排泄のケアへとつながっていきました。

　同様に夫もLさんの変化に喜び、面会のたびに散歩に連れていくようになるなど積極的に介入するようになっていきました。

　Lさんへの腹臥位療法は、その援助によるLさんの波及的な改善と、それに伴うエンパワメントの多重構造がみられ、みんなが生き生きと元気になる事例となりました。

3) 療養病床における腹臥位療法の課題と展望

2014年の医療施設調査（厚生労働省）によると、療養病床は全国に32万8144床あります。医療と介護の棲み分けにより、今後約15万床まで削減する方向で進んでいます。そして、急性期病院での在院日数の短縮

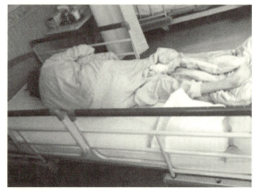

腹臥位療法をするLさん

化の影響から、療養病床では医療と介護の必要性の高い高齢患者が著増することが予測されます[1]。それに伴い、高齢者の尊厳と生活の視点を重視した自立支援から看取りまで、チームアプローチを基盤とした幅広いケアが求められるようになると思います。

しかし、看護師がそういったケアをより充実させたいと思っていても、実践できていない現状があります[2]。検査や処置といった診療・治療が中心ではない療養病床において、私たちのケアの質は、患者の生活や人生に大きく影響するといえます。医療と介護の必要性の高い高齢者の可能性を引き出し、その人らしく生きていくことをチームで支援していくために、腹臥位療法は大いに活用できると考えます。

腹臥位療法が多くの療養病床などで普及していくために、安全で安楽に実施するための方法と、効果に関するエビデンスの構築について、今後さらに継続して研究していきたいと思っています。

（大宮 裕子）

【引用・参考文献】

1) 松田晋哉：医療計画・地域医療ビジョンとこれからの病院マネジメント（第1回）地域医療ビジョンと第6次医療計画のめざすもの，病院，73（7），p.567-571, 2014.
2) 古川直美・坪井桂子・浅井恵理・宇佐美利佳・奥村美奈子：医療療養病床における看護活動の現状と課題および教育支援のあり方，岐阜県立看護大学紀要，14（1），p.121-130, 2014.

6 腹臥位療法で摂食嚥下障害が改善

ナーシングホーム気の里

1 「病院の続きの看護」をしたくて"地域"へ飛び出す

「病院の続きの看護がしたい！」の思いから、14年前、愛知県豊橋市で「ナーシングホーム気の里」（以下：当施設）を開設しました。

最初はデイサービスを始め、その後に介護休暇のためのショートステイ、認知症対応型デイサービスを開設。2015年6月には訪問看護ステーション併設の看護小規模多機能型居宅介護サービスを始めました。いずれも入所施設ではなく『人生の終焉は家で……』をめざす居宅介護支援の事業所です。

さて、当施設は、開設当時から「嚥下訓練」に力を入れてきましたが、中でも、うつぶせ側臥位（半腹臥位）姿勢は摂食嚥下訓練の導入に重要な呼吸機能の改善に役立つことが判明し、積極的に取り組んでまいりました。

そこで、本稿では簡単に摂食嚥下障害について述べるとともに、当施設で腹臥位療法に取り組むことになった経緯を、「食べることの大切さ」というキーワードを通して振り返ることにいたします。

2 摂食嚥下障害と向き合うために

1）「食べること」の意味とそのための工夫

「食べること」は、単に栄養供給の目的だけでなく、人が人らしく生きていく上で非常に重要な行為です。これまで食べたいのに食べられなかった人が食べられるようになると、途端に元気になり、生き生きして生活行動がどんどん拡大していくことをよく経験しますが、これをみても「食べること」

の意義は大きいといえます。

　私たちは、その意を十分に踏まえて、摂食嚥下訓練を行ってきました。摂食嚥下訓練は、摂食嚥下のメカニズムを理解した上で患者をよく観察して異常をみつけ、異常をできるだけ補うようにして正常な状態へ近づける工夫です。例えば、顔面麻痺のために口唇閉鎖ができない場合には、指で口角を持ち上げたり、鼻の下を伸ばしたりするなどを行い、口唇の隙間を閉じるようにします。

2）摂食嚥下のメカニズムを読む

　さて、このメカニズムは、通常、「先行期」「準備期」「口腔期」「咽頭期」「食道期」の5過程に分けて考えられています。つまり、食べる構えをつくる「先行期」に始まり、噛んでまとめる（食塊形成）「準備期」、食塊を咽頭まで移送する「口腔期」、食塊を嚥下反射によって食道へ送り込む「咽頭期」、さらに蠕動運動によって食塊が胃へ到達する「食道期」があり、これらはそれぞれに連動しています。したがって、準備期で活動する頬筋や舌の動きは、口腔期における準備体操になるというわけです。

　このように摂食嚥下訓練は「障害部位への直接的アプローチ」というよりも、連動する生理的な運動や病態などを踏まえて、患者の暮らしの中で機能を引き出していくものであろうと考えています。

　例えば、「準備期」の障害には、食物をいつまでも噛んでいたり、口唇からぼろぼろこぼれたり、食物が口腔内でばらついたり（食塊形成不全）するなどがみられます。このような場合は、舌や頬筋など嚥下筋群へのマッサージやストレッチを加えたり、食物を口へ入れる度にスプーンで舌を押さえて刺激したり、喉越しや食塊形成を助けるためにごく少量の水を入れたスプーンで上唇をこするように抜き取ったりするなどを行っています。

3　摂食嚥下障害に"腹臥位"が効果的な理由

　当施設の摂食嚥下訓練は、このように生体の自然な動きを引き出しつつ行

うものですが、その一例として「フランス料理風刻み食」と称する"摂食訓練食"があります。これは咀嚼運動を誘発する刻み食に、刻み食を包み込むドレッシングを添えて、まとまりやすさや流動性など嚥下食の条件を満たそうとする食事の形態です。私たちはこれまで摂食訓練食として好んでこれを使い、効果がありました。

ところが、食形態がよくても、食物を体内に取り込むためには、どのような場合でも"嚥下反射"が必要です。ちなみに嚥下反射は口腔内圧が高まることによって誘発されるために、呼吸困難な状態では喉頭蓋が閉じられず、また、口唇閉鎖や鼻咽腔閉鎖不全などがあっても、口腔内圧は高められないので、嚥下反射惹起に影響を及ぼすことになります。

つまり、摂食嚥下訓練を行うには嚥下性無呼吸が確保できるよう良好な呼吸状態が求められます。そのために私たちは「うつぶせ側臥位」(以下:半腹臥位)を試みることにしました。

ここでは、摂食嚥下訓練に半腹臥位がどのように有効であるかについて、以前勤務していた慢性期病棟での取り組みに遡って、私たちの取り組みを紹介したいと思います。

4　腹臥位療法との出会い──脳梗塞で緊急入院したNさん

1) 急速に重症化する患者を前にして

1998年、私の勤務する慢性期病棟に脳幹部梗塞発症直後の患者Nさんが入院しました。Nさんは2回目の脳梗塞ですが、今回は、短い意識消失発作直後の入院でした。私たちは脳浮腫のリスクを予測して、入院当初から呼吸管理に努め、病状の急変に備えました。

しかし、発症2日目には予測通り舌根沈下や構音障害が出現し、提舌もできなくなりました。そして、口唇から唾液を噴き出すような呼吸状態に加え喘鳴が著しく、清明だったNさんの意識はジャパン・コーマ・スケール(JCS: Japan Coma Scale)では刺激で覚醒しないⅢ桁まで低下しました。

私たちは急速に重症化したNさんの低酸素を伴う呼吸状態に不安を感じ

ながら、気道確保を求めて頸部伸展位をとり、エアウェイを挿入し、酸素吸入を行いました。そして、頻回に痰を吸引し、口腔ケアを実施しましたが、Nさんの全身状態は改善せず、血液ガス値は悪化するばかりでした。

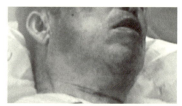

図1a　発症5日目ゼリーによる摂食訓練開始

そこで医師の協力を得て、舌根沈下を除くために「半腹臥位」をとることにしました。その理由は、頸部伸展位やエアウェイは気道を確保することはできますが、嚥下の立場からみると嚥下に必要な喉頭挙上ができないし、エアウェイの挿入によって口唇閉鎖や鼻咽腔閉鎖が阻害されることになり、唾液の嚥下は困難になるからです。

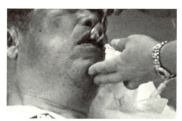

図1b　ゼリーを上唇に拭うと舌が出た

2) 腹臥位実施で5日目にはJCSが改善

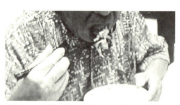

図2　退院半年後、自宅で食事するNさん

そして、実際に半腹臥位をとってみると、重力によって委縮した舌のストレッチ効果と舌根沈下が除かれて気道確保ができました。そして、気道へ流入した口腔内分泌物がドレナージされ、唾液の気道内への流入も防止することができました。また、上下肢を過屈曲位にすれば筋強剛を和らげ、肩甲骨の動きや胸腹式呼吸運動を円滑にしました。

このようにしてNさんの半腹臥位の試みは、私たちのケアに多くの気づきや発見をもたらせ、発症5日目には呼吸状態も整い、刺激によって覚醒するJCSでⅡ桁レベルになりました。そしてこの頃、ゼリーを上唇に拭って舌の動きを引き出す方法も行うようになりました（図1ab）。

その後、Nさんは経口摂取ができるようになって退院しました。図2は、

退院半年後のNさんが箸を持って天ぷらを食べている場面です。このときも少し構音障害は残っていましたが、呼吸状態は良好で、口腔内の食塊残留はほとんどありませんでした。

5　呼吸機能の面から腹臥位療法を検証する

　私たちは、Nさんの経験から、半腹臥位が呼吸機能にとって有効であることを実感し、それを検証するために11人に調査を行いました。

[対象者]

　1996年6月に慢性期病棟に入院中の下部脳神経麻痺による球麻痺で嚥下障害の強い患者4人と大脳障害による片麻痺患者2人の計6人、それに健常者5人の計11人。平均年齢は67歳。

[方法]

　対象者が仰臥位で臥床している状態と仰臥位から半腹臥位になってから10分後、30分後における値の変化について調査。

[調査項目]

　①血液ガスパラメーター（PaO_2／SaO_2／$PaCO_2$）、
　②経皮的動脈血酸素飽和度（SpO_2）、③胸囲、④肺活量

　血液ガスパラメーターは球麻痺患者と片麻痺患者6人のみに実施。その他の項目②③④については対象者全員に行った。また、くも膜下出血術後2日目の患者については、⑤脳室ドレナージ中の髄液圧とバイタルサインの変動についても確認した。

表　くも膜下出血術後2日目の症例

	仰臥位	うつぶせ側臥位			
		5分後	7分後	30分後	50分後
髄液圧（cmH_2O）	14	12	12	12	14
SpO_2（％）	97	99	100	100	99
血圧（mmHg）	140/81	111/61	102/54	111/60	121/69
脈拍数（／分）	115	108	102	105	109
呼吸数（／分）	31	25	21	21	27

[結果]
・血液ガス中の酸素分圧（PaO_2）と酸素飽和度（SaO_2）の変動は、患者・健常者とも、半腹臥位30分後に優位に上昇。すなわち、半腹臥位になることで換気量の改善が認められたことになる。一方、二酸化炭素分圧（$PaCO_2$）値は、前後で有意な変化はなかった。
・11人に実施した、SpO_2・胸囲・肺活量のデータでも、全て、半腹臥位30分後に値が上昇した。
・⑤の調査では、半腹臥位を実施10分後から30分後になっても髄液圧の上昇はなく、バイタルサインも安定していた。これらの値からは苦痛はなく、リラックスできていることが推測できた（89ページの表）。
・半腹臥位は基底面が大きく、筋強剛が消失した。これらから安楽な体位になることが推測でき、リラクゼーションによってエネルギーの消費が減少するであろうと考えた。

　私たちは、この調査から「半腹臥位は嚥下機能・呼吸機能ともに効果がある」と判断しました。その後も多くの患者に半腹臥位を実施し、呼吸状態が改善することによって摂食嚥下訓練を効果的に行うことができています。

6　デイサービスにおける半腹臥位の実践
　　——リラックス体位の効用

　慢性期病棟で半腹臥位の効果を確信した私たちは、地域でデイサービスを展開する中でも、まずは呼吸状態の改善をめざして、この体位を積極的に用いています。
　当施設における腹臥位療法を行う対象の利用者は、具体的には嚥下機能に問題があり、かつ呼吸状態の悪い方です。例えば、
・喀痰が多く、常に喘鳴を伴うような呼吸状態
・口腔内分泌物（唾液など）が気道内へ持続的に流入、もしくは誤嚥してい

ると思われる状態
・咳き込みが続いたり、誤嚥後に喘鳴がとれなかったりする状態

などが挙げられます。

　具体的な摂食嚥下障害に対する腹臥位療法の方法については、112ページからの第3章を参考にしてください。ここでは、具体的な3つの事例を紹介します。

1）66歳女性Oさん／多発性脳梗塞

　Oさんは40歳の頃に糖尿病を患い、当施設を利用する7カ月前に3回目の脳梗塞を発症しました。急性期治療後、約6カ月間のリハビリテーションを受け、当施設のショートステイを利用することになりました。

〈多量の痰を取り除くため必死の口腔ケア〉

　利用時の状態は、仮性球麻痺による四肢麻痺と強い嚥下障害があり、チューブ栄養が施されていました。病状は安定しているものの衰弱が強く、60kgあった体重は、27kgに減少していました。呼吸状態も喘鳴が強く、浅表性で速迫し、SpO_2も80～85％の値で、時にはこの値を下回ることもありました。舌は図3のように辺縁が腫脹し、中心部は奥舌から咽頭にかけて舌苔が認められ、口腔内は多量の痰に覆われていました。私たちは1日に何回も口腔ケアを施す傍ら、状態をみながら身体を動かし、半腹臥位（リラックス体位）をとって肺のクリアランスをはかりました（図4）。

　Oさんは半腹臥位をとることによって、少しずつ呼吸状態が整ったので、本格的な摂食嚥下訓練を開始することになりました。しかし、鼻咽腔閉鎖不

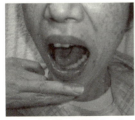

図3　辺縁が腫脹している舌

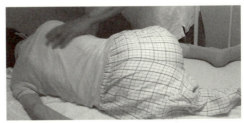

図4　半腹臥位（リラックス体位）をとる

全によって口腔内は乾燥し、嚥下できない唾液が喉頭周辺にこびりついている様子で、食物が数口入ると喘鳴が出現しました。

そこで、乾燥した口腔内分泌物の付着を、湿らせた綿棒や吸引器で取り除くと分泌物は剥がれ落ちてきました（図5）。

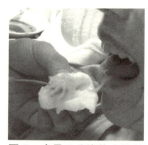

図5 多量の分泌物を取り除く

〈半腹臥位を継続して在宅で生活を継続〉

私たちは、摂食中でもこれを繰り返し、何度も丁寧に取り除いては摂食嚥下訓練を継続しました。このようにして咽頭のクリアランスがはかられると、嚥下筋群の動きが良好になり、嚥下しやすくなっていったようです。

しかし、この頃にOさんがとっていたミキサー食は喉越しはよいが、咀嚼筋はほとんど使わないので生理的な嚥下運動にはつながりません。そこで、私たちは刻みとドレッシングのミキサー食を合わせて咀嚼運動を誘発する訓練食「フランス料理風刻み食」をつくりました。Oさんは"噛む"ことによって、舌や口唇、頬筋等の嚥下筋群の活動を高め、口腔機能の向上につながったように思われます。

Oさんの状態がこのように改善していったのも、まず半腹臥位によって呼吸状態を整えたことが要因でした。現在は在宅で夫が介護しており、半腹臥位も上手に継続しています。Oさんは体重も20kg以上増加し、図6のような表情を見せるようになりました。

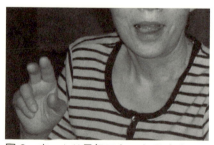

図6 すっかり元気になったOさん

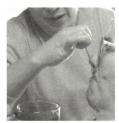 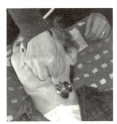 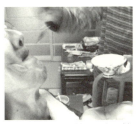

図7　妻に嚥下を促されるRさん　　図8　聴診器で確認する妻　　図9　半腹臥位で呼吸機能が改善し、待望のお粥を食べるRさん

2) 65歳男性Rさん／脳腫瘍、手術後10年間の在宅介護

Rさんは、前頭葉の髄膜腫で再三手術を受けながら、在宅で10年間、妻の介護で過ごしていました。ある日、妻から「呼吸状態が悪いので……」と当施設に訪問依頼の連絡があり、自宅に伺いました。

〈半腹臥位を活用して排痰を促す〉

Rさんの部屋は膿性痰の臭いが漂い、Rさん自身には常に小刻みの咳嗽と喘鳴が認められました。私たちは「おそらく唾液が気道内へ流入して、切れ目ない咳嗽に苦しんでいるのであろう」とアセスメントしました。粘発音を聴取し、大きく咳き込んだときには気管切開孔開存部を押し広げるように痰が噴出しました。血圧も酸素飽和度も低く、身体を動かすことには不安がありました。

それでも、私たちはまず口腔内の痰を念入りに取り除き、拘縮した四肢を緩ませるように身体を動かし、気管孔からも圧が抜けないよう絆創膏で塞ぎ、時々、補助呼吸を添えながら、できる限り排痰を促しました。

そして、翌日の訪問時もこれを繰り返し、3回目の訪問時には、口腔内を潤してから短時間の半腹臥位と背部のマッサージを行いました。すると、Rさんは気管に付着していたようなコロンとした喀痰を咳き出すようになりました。このようにして、Rさんの呼吸状態は少しずつ落ち着き、痰の性状も水様性になってきました。

〈ケアをよく観察した妻の手厚い介護〉

一方、妻はいつも私たちのケアをよく観察しており、それを自分のものに

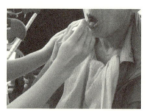 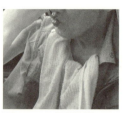 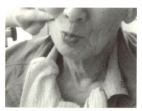

図 10　最初の取り組みは口腔ケアから　　図 11　口唇閉鎖はできるが……　　図 12　指で補助しないと口角は引けない

していきました。その様子ですが、図 7 は口腔ケアを終え、さらに口腔内を湿潤させるために、少量の水をスプーンで上唇をこするようにして含ませ、口唇を閉じてから嚥下を促している場面です。また、図 8 は妻が聴診器で、唾液が咽頭残留してないか、呼吸の状態はどうかを確認している場面で、図 9 は妻がつくった粥を R さんに食べさせている場面です。

3) 80 歳男性 S さん／脳血管性認知症

S さんは多発性脳梗塞による嚥下障害で胃瘻を造設し、7 カ月間、口から何も食べていない利用者です。当施設に来られた妻は「夫に見えないように食事をしているつもりなのですが、食事時になると夫はいつの間にか食卓側に顔を向けているの。医師は"肺炎を繰り返すから、つばも飲まないこと"と言うのだけれど……」と困った様子で語り、それでも何か少しでも口から食べさせたいと依頼されました。そして、S さん本人も穏やかな表情で「食べたい」という意思を示しました。

しかし、S さんの口腔内は唾液で満たされ、開口すると多量の流涎がありました。口輪筋や口唇閉鎖が弱い上に、頬筋はふにゃふにゃと軟らかく、下顎の亜脱臼も認められ、口からの食物摂取はこのままの状態では難しいと判断しました。

〈半腹臥位で呼吸状態を改善させ、根気よく口腔ケアを続ける〉

そこで、私たちは口腔ケアを行う（図 10）とともに、半腹臥位で気道や肺のクリアランスをはかりました。

こうして呼吸機能の向上が認められてきて、摂食嚥下訓練を導入しました。しかし、Sさんは認知症による健忘が強く、摂食嚥下訓練の継続には根気が要りました。
　具体的には、まず摂食嚥下訓練で、上唇を拭いながらスプーンを抜くと口唇閉鎖ができました（図11）。図12は口角が引けないので指で補助している場面ですが、口唇が尖っているので嚥下反射が起きにくい表情になっていました。

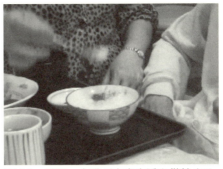

図13　手厚い介護が在宅生活を継続する

　しかし、Sさんも半腹臥位を導入した利用者と同様、半腹臥位を継続していくことで、呼吸状態は改善し、待望の粥食を食べることができました。

7　半腹臥位の長年の実践で確信できるその効果

　半腹臥位は、舌の重力によって気道確保ができ、飲めない唾液や口腔内分泌物のドレナージを行い、呼吸筋の活動性を引き出すことができる体位です。その上、リラックス体位ですから筋肉の緊張を緩和してリラクゼーション効果があり、利用者のエネルギーの消費を少なくできるなどのメリットもあります。
　本稿で紹介した慢性期病棟の実践はデータとしては心細いものがありますが、その後も、当施設では長年の半腹臥位の事例を繰り返しています。私たちは、それによって半腹臥位は嚥下機能のみならず、呼吸機能にとっても有効であることが実証できていると考えます。
　このように、半腹臥位を上手に活用して、利用者の呼吸を整え、それに続いて効果的な摂食嚥下訓練を行い、食べられるようになった利用者たちは、暮らしが開ける喜びに満ちています。これからも、さらに半腹臥位に取り組み、その結果を看護の力に重ねていきたいと思っています。

（田中 靖代）

7 腹臥位療法が「看護とは何か」を示唆

訪問看護での活用

1 腹臥位療法、導入の経緯

1）初回訪問は"摘便"で終わる……

　腹臥位療法を始めたきっかけは、初回訪問をした際に、いつもいら立つ事柄があったからです。それは何か――。排便の問題です。訪問すると、いつも"摘便のみ"で終わってしまうことが多かったのです。

　「長期にわたって排便がない」「水様便が少量ずつ絶え間なく出ている」「食欲がない」「呼吸状態があまりよくない」というケースが多く、たいていの場合、お腹に便が溜まっているように思われました。

　そこで摘便を試みると大量の便がこれでもかというくらい、切り無く出てきます。摘便終了後、石鹸で洗浄し清拭、オムツ交換、寝衣交換等をすると、それだけで時間がかかって本人・家族・看護師は疲れてしまい、他の情報収集はもちろん、契約のことや今後のケアプランなどについて話すことができませんでした。

　入院中にさまざまな便秘治療薬を服用し、退院してからもそれを続けているケースがほとんどでした。病院では毎朝、看護師が検温に来て、排便の有無を聞いていたようでしたが、便の性状や排便全体の状況などは聞いていなかったようです。

2）腹臥位療法の論文を試みて

　初回訪問が毎回摘便に終わってしまうことにウンザリしていた私は、ある時、腹臥位療法に出会いました。入手したのは論文のコピーでしたが、そこ

に掲載されていたイラストを頼りにベッドの角度、姿勢、腹臥位の実施時間を自分なりにあれこれ調整して試みてみました。すると、利用者に明らかな変化があったのです。

その後、私は自ら訪問看護ステーションを立ち上げ、腹臥位療法に適応のある利用者に出会うと積極的に導入しました。

本稿では、在宅療養における訪問看護の場面での腹臥位療法の実際について、経験した事例に基づいて報告します。

2 衝撃的だった最初の2事例

1) 83歳女性Tさん／入院して完全寝たきりに。腹臥位で回復

88歳の夫と2人暮らし。20年前に発症した脳梗塞により右上下肢の麻痺はあったものの室内歩行はできていました。いざり這い歩きでトイレに行き、洗面は椅子に腰かけて行い、調理もしていました。

しかし、正月前の準備で忙しくしている中、風邪症状から急変して大晦日に自らタクシーを呼んで入院しました。Tさんは2カ月間の入院中に昼夜逆転、騒ぎまくるなど認知症状が出現し、やがて完全寝たきりとなってから退院しました。

〈入院前とのあまりの変化に困惑する夫〉

2月27日、Tさんへの初回訪問時、摘便をすると硬便が多量に出ました。訪問薬剤指導が入っていたので、薬剤師と連絡をとりながら下剤・座薬・水分補給でのコントロールをはかりました。しかし、1日4回入るヘルパー、そして、他に長時間滞在型ヘルパー、さらに夫も含めて多くの人による介護体制をとるためか、夫には訪問薬剤師から薬の説明と投与方法の指導がなされていましたが、その日の便の状態で薬剤を調節するようなきめ細かな対応はできていないことも多々ありました。

この頃、TさんのSpO_2は70～80％台。毎日の状態は1冊のノートに記入して状況を多職種みんなで共有しました。当時は介護保険制度がまだ施行されておらず、情報収集・アセスメント・ケアプランの立案は訪問看護師が

行っていました。夜間せん妄、感情失禁、尿・便失禁と、入院前とのあまりのTさんの変化に夫は困惑してしまい、妻に暴力をふるうこともしばしばありました。

〈腹臥位療法を導入し、見違えるような改善〉

そのような中、5月9日から腹臥位療法を開始しました。畳の上に座布団やタオルケットを敷き、その上にうつぶせになって30〜60度の角度がつくようにして腹臥位姿勢をとりました。

初回は右肩関節と肘関節の拘縮が強くうまくいきませんでしたが、2回目にはあまり痛みがなかったので、そのまま週に2〜3回実施していきました。1回の平均時間は20分間でした。

Tさんは腹臥位療法開始から9日目の5月18日にはリハビリに積極的になり、「入院前のように立って歩きたい」と言い出しました。5月20日には訪問したヘルパーに「台所まで歩きたい」と言って、ヘルパーに援助してもらいながら、自分で台所までつかまり歩きをしました。水道の栓をひねって水を出し、歯磨き・洗面をすると、Tさんは嬉し泣きをしていました。

その後も歯磨き・洗面・うがい・義歯装着はヘルパー介助にて台所で行い、トイレにもヘルパー・看護師だけでなく夫が介助しても歩いていけるようになりました。座椅子に座っていても「運動しなくちゃ」と両足を動かしたりするようになったTさんは、夜間せん妄や早朝覚醒もなくなり、よく眠るようになって夫の暴力もなくなりました。

Tさんは下痢や軟便がなくなり、普通便になりました。麻痺していた右上肢もかなり動くようになって関節可動域も広がりました。右下肢もブランブランしていたのが目に見えてしっかりしてきて、これには夫も驚いていました。Tさんの表情はとてもよくなり、話もよくするようになって認知症状も後退しました。そして、6月からは腹臥位療法を40分間に延長しました。

〈認知症状も軽快。やがて訪れた穏やかな最期〉

6月8日、保健センターから保健師と理学療法士の訪問があり、「通所リハビリはどうか」と言われ、自宅での手すりの取り付けについても助言をくれました。手すりを取り付けてからは、麻痺した右手で手すりにつかまりな

がら廊下の歩行練習を続け、やがて自分でトイレの便座から立ち上がり、衣服の着脱ができるまでになりました。

6月13日からは介助は受けながらも歩行器使用で屋内の移動ができるようになりました。臥位からの起き上がりも自力で可能となり、言葉がはっきりし、食も進んで、周囲が驚くような回復ぶりでした。SpO_2 は平均97〜98％に改善していました。

その後、Tさんは7〜8月の暑さの中で脱水を起こし、心不全もあり、急激に体力が低下しました。秋になって少し持ち直してきたものの、9月18日に訪問した際、腹臥位を促したところ、「大丈夫」「もう死んじゃうんだからいいよ。自分でわかるから」と、初めて「死」という言葉を口にされたので驚きました。

その後、体重は30kgから26kgに減り、低空飛行ながら、そこそこ安定した状態で過ごし、11月24日の朝、夫が起きてみると静かに旅立っていました。

2) 85歳女性Uさん／腹臥位療法で在宅酸素療法から脱却

Uさんは長男一家と同居。脳梗塞のため77歳頃より右上肢の麻痺・拘縮が進行し、スワンネック状となり、胸につくくらい首が曲がっていました。さらに79歳時に圧迫骨折を起こして円背となっていました。骨折後、熱発の繰り返しから入退院を繰り返し、83歳からは在宅酸素療法を開始。しかし、自宅では1週間しか過ごせず、数カ月の入院と1週間の在宅を繰り返していました。Uさんは認知症が多少みられていたものの、しっかりしており、直近の入院までは介助歩行が可能でしたが、入院中に経管栄養をした頃から完全寝たきりとなりました。

〈入院を繰り返す中、在宅療養時に集中して腹臥位療法を〉

退院直後の初回訪問では、Uさんは適宜、酸素吸入をしており、背中に褥瘡もみられました。訪問看護ステーションの前担当看護師からの引き継ぎでは「どうせ、2〜3回訪問したら入院しちゃうから」と言われました。

病棟では毎日でも腹臥位療法が可能ですが、当時は医療保険での訪問看護

しかなかったため週3回までしか訪問できません。しかし、その縛りの中で、積極的に腹臥位療法を取り入れました。結果的には、腹臥位療法中の1年間と、筆者が退職後の5カ月間（トータルで1年半）は自宅で過ごすことができました。

　訪問時、最初は5～6分、次第に20～60分へと腹臥位療法の時間を延ばしていきました。Uさんは背骨が海老のように丸まっているため仰向けでは寝られません。コロンと左右どちらかを向いてしまうし、右手は右胸に丸め込まれ、首はコチコチに硬くて顎が上を向いています。そのため腹臥位にするのはけっこう大変で、ベッドの上に乗って大汗をかきながら体位変換を行いました。

　その後、私は何人もの利用者に腹臥位療法を行っていく中で、何とかよい方法はないかと試行錯誤しました。そして、ベッドに上がらず、力もかけずに腹臥位にするやり方を見つけ出したのです（第Ⅲ章 p.120）。それまでは拘縮した上肢を無理やり挙上して頭の横まで持っていっていたのを、肩関節の損傷を避けるための肢位保持の方法も考案しました。

　前述のTさんは布団でしたが、Uさんはベッドを使用していたのでギャッチアップしてリハビリで使用する斜面台の角度に近くなるようにしました。首が横向きになれないのでスポンジを頬や額に当てて隙間をつくって窒息しないようにし、お腹とベッドの間にタオルケットを丸めて入れて円背に対処しました。

　腹臥位療法では手の平をベッドにつけることの刺激で意識の覚醒を促す目的があります。Uさんは右手の指を伸ばしてベッドにペタッとつけるのは痛がりますが、何だかんだとなだめながらつけてもらっていました。ただ、私がそばにいる間は我慢していても、帰った後から肩の痛みを家族に訴えたようです。次の訪問時に「あの後、とても痛がったから、お父さん（長男）がもういいって言っています」と長男の妻に言われることもありました。

　それでも何とか本人や家族をなだめながら腹臥位療法を続けていると、2～3週間経過した6～7回目頃から右手の痛みがなくなってきました。ここまでもってくるのには、本人・家族との確執・忍耐・努力・緊張など、さ

まざまなことを乗り越えるエネルギーを必要としました。

〈腹臥位療法で SpO_2 が劇的に改善〉

　Uさんは1カ月もすると右手の曲がり具合がゆるくなり、指も開いて握る力が出てきました。自力で寝返りが打てるようになり、最終的にはベッド柵につかまったり、コップを持ったりするようになりました。

　Tさんのときに腹臥位療法を行うと SpO_2 が上昇することがわかっていたので、Uさんにも続けていると、ある日、SpO_2 が100％になったので、長男にパルスオキシメーターの数値を確認してもらいました。そのあたりから長男も腹臥位療法を受け入れてくれるようになりました。Tさんはやがて酸素吸入の必要がなくなり、酸素濃縮器はカバーをかけられ、部屋の隅でほこりをかぶるようになりました。

　37度台の熱発は時々ありましたが、家族もあたふたすることがなくなり、「38.5度以上になったら病院に連れていくわ」とゆとりが出てきました。当初の目的であった排便コントロールはもちろんうまくいき、下剤を全く使用せずとも、よい便が出るようになりました。下剤を使用しないので下痢がありませんから、便意のあるときにポータブルトイレに移動して排便するようになり、介護は相当楽になりました。

　食事のときは車いすで食堂に行き、家族と一緒に食べるようになり、その時間も徐々に延長して2時間くらい座っていられるようになりました。そして、ついに本人が「立ちたい」と言うので、箪笥の引き出しにつかまって立ち上がり練習をしたり、車いすを押してもらって歩行器代わりにし、介助者が後ろから支えて廊下を歩いたりもしました。海老のように曲がった背骨も少しずつ伸びてきて、最終的にはベッドとお腹の間に何も入れないで腹臥位がとれるようになりました。

　夏の間は家族がせっせとアルカリイオン飲料を飲ませてくれたので脱水による熱発もなく、入浴は1日おきにしてくれるという贅沢さで、Uさんはとても元気になってきました。「これならデイサービスに行ける」と長男の妻も言うようになり、「旅行に連れていきたい」という相談もありました。私は大いに賛成しました。

〈腹臥位療法が引き出す、本人・家族の意欲・優しさ・ユーモア〉

　もし、Ｕさんに腹臥位療法をしていなかったら、家族にとってＵさんはちょっと憂鬱な存在で、「熱が出たら、それ入院」となり、家族も神経質になって、半ば諦めてお世話しているという状態が続いたのではないかと思います。しかし、それとは違う展開ができたかなと思っています。

　特に長男の妻が「旅行に連れて行ってやりたい」と言ったり、自分自身が腰を痛めているのに夏の暑い日に夫である長男と２人で汗だくになって入浴介助をしてくれたりというのを見ていて、腹臥位療法というのは本人の意欲も引き出すけれど、家族が元々持っている意欲や、優しさ、ユーモアも引き出してくれるのだなと思いました。そういう家族の変化に私はびっくりしましたが、訪問看護師が何も言わなくても、事がドンドン進んでいきました。看護師は最初のきっかけはつくったけれど、後はそれが持続するように見守っているだけでよかったのです。

　Ｔさんの場合でも、本人と家族、そしてまわりのヘルパーや看護師、訪問薬剤師、訪問歯科衛生士等との関係が全部関連して変わっていきました。このダイナミズムはとても嬉しく思いました。私たちだけでなく、かかわっていた他の職種の人たちも嬉しかったのではないでしょうか。

　しかし、Ｕさんのその後はあまりよくありませんでした。10カ月ほどして、家族に腹臥位療法の手順を教え、私は当時勤めていた訪問看護ステーションを退職しました。家族は「自分で腹臥位療法をするのはこわい」と実施しなかったのです。そして、私の後を引き継いだ訪問看護師も実施しませんでした。Ｕさんは便秘が再発して熱発が続き、再入院しました。退院後のADLは低下してしまいました。

3）２つの事例を振り返って〜看護師の役割は大きい

　ＴさんとＵさんに腹臥位療法を試みていたときは、まだ介護保険制度も動いていませんでした。ただ、現在のように介護保険制度上の縛りもきつくなかったので、それぞれの職種が現場で相談し、また自主的に判断して前向きにケアを進めていました。今は「こういうふうにやってみたらどうか」と

提案しても、「ケアマネジャーのケアプランに載っていないし……」「介護プランの変更はケアマネジャーのケアプランの変更後でないとできない」「プラン変更するならサービス担当者会議を開かなくてはダメだ」など、さまざまな壁が増えました。

また、福祉職のケアマネジャーが圧倒的に多い現状では、どうしても医療的な視点が低く、腹臥位療法への理解が進みにくいのも事実です。そして結局、現場ではケアプランに沿った当たり障りのない形式的なケアが漫然と行われていることが多いのです。本当に利用者とその家族が幸せになるようにケアプランが考えられているのか、私は大いに疑問を感じています。利用者と家族を取り巻く状況は日々変化していくのに、それに随時対処することが難しくなっているのです。

かろうじて訪問看護においては「医師の包括的指示」になっていることが多いので、本稿を読まれた訪問看護師には、ぜひ現場で腹臥位療法に取り組んでほしいですし、また、病棟勤務の看護師は医師と協働して腹臥位療法の成果を患者や家族に実感してもらい、退院後も継続できるように指導・援助をしてほしいと思います。

3　若年者にも腹臥位療法は効果がある

1）気管切開をしている難病の青年Wさん

　Wさんは膠原病の一種で血小板減少を起こす難病と闘っている20代の男性です。16歳のとき、多発性脳出血で手術を繰り返し、左麻痺と失語症になりました。リハビリをして杖と補装具が使えるようになり、養護学校に通学して卒業後、障碍者センター通所による社会復帰をしましたが、22歳で2度目の脳出血を起こしました。手術後は寝たきりとなり、半年後に胃瘻、気管カニューレ装着、在宅酸素の状態で退院しました。私は訪問看護ステーションから約1年間訪問し、退職後はボランティアとして時々訪問しました。

〈腹臥位療法を提案した3つの思い〉

　私がWさんに腹臥位療法を提案した理由は3つあります。

①アイスクリームを食べられるようになるため
　入院先の大学病院では言語聴覚士（ST）が嚥下訓練をしていました。私は彼にとって嬉しいことは「甘いものが食べられることかなあ」と考え、このとき、母親に腹臥位療法のことを話したところ、「何でもやってみたい」と協力を得ることができました。そこで、「アイスクリームを食べること」を目標に摂食・嚥下訓練を始めました。

②背中をベッドから離すため
　病院では救命が最優先で、その後のQOLまではケアが広がらないことが多いと思います。その結果、退院してからは終日ベッド上の生活になり、ベッドから離れるのは入浴サービスや緊急入院・定期入院のときのみです。「この状態を何とか改善して、背中をベッドから離せるようにしてあげたい」と私は思いました。
　Wさんは20代男性でたっぷりの栄養で体重もあり、四肢麻痺なので母親1人での車いす移乗は不可能でした。また、家族もそこまでやりたいという気持ちもあまりなく、「在宅でとにかく病状が落ち着いてくれるのが最優先」と、それ以外のことを考える余地はなかったでしょう。

③**母親の介護負担を減らすため**
　Wさんは、ステロイド治療中のため感染しやすくCRPも時々上がっており、痰培養で菌が出ることがありました。そのため、夜間の吸引回数が多く、母親の介護負担は大きいものがありました。
　ただ、通常の痰は白色サラサラで、痰というよりも唾液が多く、母親がキッチンで夕食の支度をする時間には、特に痰が多くなると聞きました。私は「やはり唾液かなあ。それなら唾液をうまく飲み込めれば吸引の回数も減らせるのでは」と考えました。
　そこで、腹臥位療法と並行してマウスエイドによる歯茎のマッサージ、アイスクリッカーによる頸部、口のまわりのマッサージ、電動歯ブラシによる口腔ケアを行い、パイナップルの果汁やカスタードクリームを舐めさせてみました。筋がリラックスしたのか、Wさんは唾液をゴックンと飲み込めることが観察されたのです。

〈腹臥位にするために体位変換の技術も向上〉

初めて W さんに腹臥位姿勢をとってもらうときは、気管カニューレに非常に気を遣いました。半腹臥位に近い姿勢をとったため、胃瘻にはそれほど影響はないと考えましたが、下側になった上肢を背中側に出すことで首と胸がベッド面についてしまい、カニューレが塞がってしまう恐れがあったからです。そのため、完全腹臥位にはできず、半腹臥位にすることで下側になった上肢の循環障害には注意しました。

何とか完全腹臥位にしたくて手術室の勤務経験がある看護師にみてもらうと、「クッションをつくったらどうか」とアドバイスをもらいました。しかし結局、完全腹臥位の姿勢をとってもらう勇気は出ませんでした。

ただ、半腹臥位でも、W さんは全身の筋の緊張が緩み、下肢の痙性麻痺がなくなり、大変気持ちよさそうにしていました。そして、腹臥位にすると一度に多量の痰を吸引できるようになり、唾液の流出もストップしました。そのため、次の吸引までの時間を延長することができました。

腹臥位姿勢にすることを繰り返すと、体位変換の技術も向上してきたため、背部清拭も思い切りできました。この腹臥位にする技術を見込まれて、私は散髪ボランティアが来るときに呼ばれるようになりました。「今まで頭の後ろのところが十分に散髪できなかったんです」と話す母親は、とても喜んでくれました。

2) 気管カニューレがついていても完全腹臥位ができた

その頃、私は兵庫医科大学救急災害医学の教授（当時）だった丸川征四郎医師の話を、「腹臥位療法推進研究会」において聴く機会がありました。丸川氏の話で、下側肺障害で気管切開、レスピレーター装着の患者に腹臥位療法が積極的に行われていることを知り、丸川氏が執筆した記事を読み、直接

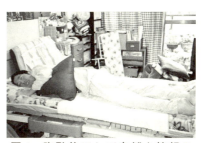

図1　腹臥位にして自然な笑顔の W さん

メールでも質問しました。

　丸川氏に助言をいただき、腹臥位療法を学び直して、私はWさんに完全腹臥位を実施してみました。すると全身のリラックス加減が今までよりも格段によくなり、本人も本当に気持ちよさそうにして自然に笑顔が出たのです（図1）。まさに案ずるより産むが易しでした。

　その後は理学療法士による座位保持訓練、車いす散歩、車での遠出など活動範囲が広がりました。私がもし、このとき病院勤務だったら、これだけ重度の障害を持った人をみて「命が助かっただけ御の字」と思ったことでしょう。そして、漫然と感染予防のケアだけをしていたかもしれません。

　Wさんのケースでは、在宅で両親・兄・ボランティア・友人・医療職・福祉職など本人を取り巻くたくさんの人とかかわり、母親の「今よりちょっとでもQOLを上げたい。そのためならダメ元で何でもやってみたい」という熱意に後押しされ、私もエネルギーを注いで腹臥位療法に取り組むことができました。

4　宅老所での腹臥位療法の展開

　次に、"宅老所"から訪問看護の依頼があり、入所している方々に腹臥位療法を試みたケースを報告します。宅老所には、関節拘縮・嚥下障害・排痰困難・尿路感染・呼吸器疾患・便秘など、さまざまな入所者がいて、認知症を含む精神障害は全員にありました。

〈乖離性人格障害のある入所者への試み〉

　Yさんは元薬剤師で薬局を経営していた80代の女性です。乖離性人格障害があって、さらに骨折・肺炎・心不全・脳梗塞を起こして寝たきりになっていました。

　Yさんに初めて腹臥位療法をしたときは、今までとは違う怖さがありました。Yさんは他人をまったく信用しておらず、身体に触れられることを極度に嫌がって抵抗するのです。宅老所のスタッフと3人がかりで何とか腹臥位にしても、自分で動いて骨折するおそれがあったため、枕やクッション

でまわりをかためました。すると、Yさんは鬼のような表情で恐ろしい声で「殺されるー！」と叫ぶのです。口から唾液が垂れるので下にタオルを敷いたのですが、Yさんは悔しがってギシギシ歯ぎしりをして、口唇が切れてタオルに血が滲みます。正直、ゾッとしました。

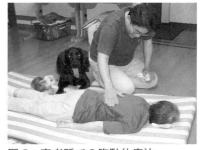

図2　宅老所での腹臥位療法

　それでも何回か腹臥位療法を重ねるうちに、軽い抵抗はありましたが、呼吸が楽になってリラクゼーション効果があるためか、気持ちよさそうな表情となって入眠してしまうようになりました。

　Yさんは便秘でもあったため、腹臥位療法の導入はその解消の目的もあり、また夜勤のヘルパーがなるべく吸引しなくてもいい状況をつくる意図もありました。訪問看護のない日も、ヘルパーが実施できるように腹臥位の方法と注意点を伝え、Yさんは宅老所で腹臥位療法を継続して受けることができました。

〈昼食後に全員で腹臥位に〉

　この宅老所の代表者は腹臥位療法に強い関心を持ってくれました。そして、「他の利用者にも腹臥位療法をしてほしい」というので、入所者だけでなく、通所やショートステイの利用者にも実施しました。

　毎日、昼食の後、フロアにマットレスを敷いて全員が腹臥位療法を行います。認知症で腹臥位に抵抗を示す人、すぐにスッと起き上がってしまう人もいましたが、時間の経過と共に「あんなに抵抗していたのに」と思うような人でも、腹臥位療法を受け入れてくれるようになりました（図2）。

〈腹臥位の代わりに"四つ這い"歩行〉

　入所者の中に、大腿骨頸部骨折の手術前に牽引した際、ケアが十分でなく、腓骨神経麻痺を来して、足首が極度に変形してしまい、装具をつけても立位が困難な認知症の人がいました。腹臥位をしようとしても抵抗されるので、代わりに四つ這い歩行をしてもらいました。すると、何回か四つ這い歩行を

するうちに変形した足がだんだん元に戻ってきて、それとともに、素直に腹臥位にも応じるようになってくれたのです。

定期的に宅老所に往診に来ていた整形外科医は、筋力がついたことや変形が直ってきたことにとても驚いていました。

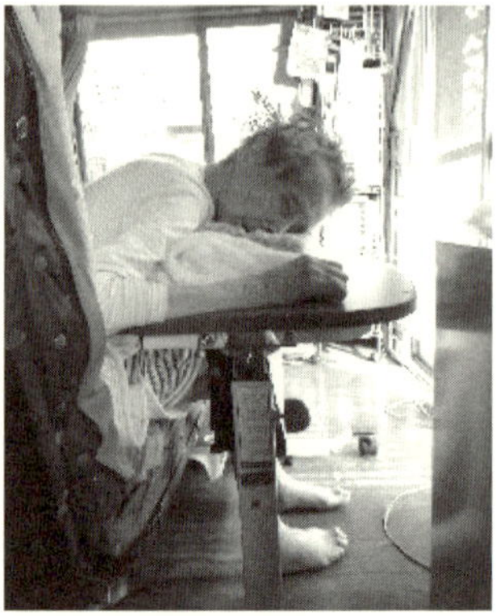

5　腹臥位療法を中止した私の母

図3　端座位で腹臥位になる

一方、「腹臥位療法にも課題がある」と思わされたのが私の実母のケースです。母は当時84歳で、原発性大腸がんが転移して肝臓の70％を浸潤していました。おそらく肺にも転移していたと思います。

〈端座位での腹臥位療法でSpO_2が改善するも……〉

母は入院1カ月の後、「余命2週間から1カ月」と説明されて退院しました。退院直後に訪問診療の医師の診察でSpO_2を測定したところ70％台だったので在宅酸素療法を開始しました。最初は痰が溜まっている様子はなく、結局、最末期以外に吸引はしませんでした。

退院当初はトイレに行こうとして度々ベッドから降りようとしていましたが、力がなく滑り落ちてしまい、引き上げるのに私1人ではできず、訪問介護事業所にSOSの連絡をして飛んできてもらうことが数回ありました。その際、救援が来るまでの間、ベッドに上半身をもたせかけて腹臥位姿勢をとったところSpO_2が急激に改善したのです。そこで、その後も端座位やベッドでの腹臥位療法を数回試みました。たいていSpO_2は上昇し、酸素濃縮器の酸素流量を下げることができました。写真はオーバーテーブルで腹臥位のバリエーション姿勢をとっている場面です（図3）。

〈仰臥位にした途端に苦しみ、SpO_2が悪化〉

しかし、あるとき腹臥位から側臥位にし、側臥位から仰臥位にした途端に苦しがり、せっかく上がったSpO_2の数値がいきなり下がり始めました。

SpO_2 が元に戻るまで数日間は酸素流量を上げなければなりませんでした。
　この頃、私は「SpO_2 が下がるのは、がんが肺に転移しているから仕方がない」と腹臥位療法を諦めました。呼吸リハビリもしていなかったのですが、知人の訪問看護師が来てくれた際に「補助呼吸をすると楽になるはず」と助言してくれたので、ポジショニングと合わせて補助呼吸を1日に何回かするようになりました。
　最終的には酸素濃縮器は1台だけではまかなえず、2台つなげて酸素流量10リットルの限界まで流すようになりました。大腸がんの診断を受けてから6カ月、翌年1月末に母は就寝したまま旅立ちました。私はぐっすり眠っていて気がつきませんでした。
　「原因不明の SpO_2 の低下は最も危険な兆候であり、まずなすべきは酸素投与である」と指摘する医師もいます。ターミナル期における腹臥位療法のエビデンスは今後の課題であると思います。

6　大きな達成感を与えてくれた腹臥位療法

1) なぜ、現場では下剤に頼ることがなくならないのか

　便秘の改善を目的に、1998年に腹臥位療法に取り組んで以来、17年になります。しかし、現在でも病院・施設・在宅では下剤による排便コントロールがなされているのが実情です。その一方で、リハビリテーションや鍼灸マッサージの現場では、当たり前のように腹臥位で施術が行われています。看護の臨床で、なぜ腹臥位療法が一般化しないのでしょうか？
　理学療法士や鍼灸マッサージ師が腹臥位にするのは抵抗がなくても、看護師がやると非常にびっくりされることを私は経験してきました。これは腹臥位にされる当人もですが、家族・介護職、そして何より看護師自身が抵抗することが多いのです。
　その理由の筆頭に上がってくるのは「胸が押されて呼吸が苦しくなる」です。本当にそうでしょうか？　腹臥位をやらないうちからそう思い込んでいませんか？　呼吸理学療法では腹臥位にして行っていますよ。マッサージに

行くと腹臥位になりませんか？——　そう、私は問いたいと思います。

　私は今、高齢者介護施設で看護師をしています。現在の職場でも看護師は介護職から排便の経過日数を聞き、日数に応じて下剤を調節し、浣腸をしています。看護学や生理学では"排泄"を人間の身体の基本的事項として学んできました。排泄がうまくいかないと食事や身体活動・精神活動・生理的機能に影響します。そこで、時計の針と同じ方向に腹部マッサージしたり、ハッカの湿布をしたり、その他の温罨法も習ってきました。しかし、残念なことに看護も介護も現場では下剤に頼ることが多いのではないでしょうか？

　入浴すると腸の動きが促進されて便が出やすくなり、入浴中の排便がしばしばみられます。そのため現場では入浴前に浣腸や摘便をしてから入浴介助に当たっています。不特定多数が入浴する浴槽を汚染させないように、また介護の手間が増えないようにするために行われている手順なのでしょう。でも、自然排便の前に人為的に排便させるのは「看護」と言えるのでしょうか？

2) プロフェッショナルの意識を持って腹臥位療法に取り組んできた

　とどのつまり、私がやってきたことは、「本人は便秘で身体的にも苦しいだろうし、精神的にも冴えないかもしれない。そういう苦痛の気持ちを共有することも大切だけれど、まず自分は看護師として何をなすべきかを考えてきた」のだと思います。

　私は「生理学・解剖学・看護学を学んできた。だから、感情的な共感や"助けてあげたい"という気持ちよりも、"プロフェッショナルとしてこの問題をどう解決したらいいか"というところから実践し、試行錯誤してきた」のです。そして、その結果として腹臥位療法に取り組みました。

　今まで一部に効果がなかったこともありましたが、多くは腹臥位療法によって便秘が解消し、呼吸状態がよくなり、意欲が湧き、IADLが拡大しました。そして、利用者や家族は気持ちよく、前向きに日常が過ごせるようになりました。その経験は、私にも大きな達成感を与えてくれたのです。

(眞島　千歳)

第Ⅲ章
腹臥位療法の実際

腹臥位療法の看護技術と注意点

1　腹臥位療法の導入に当たって
　　──エキスパートの身体知（技能）を技術に

　体位変換は日常的な看護業務に組み込まれていて、多くの看護師はこの手技に習熟していると思います。しかし、看護の初心者にとっては、実際に患者の身体に触れること自体が不安をもたらす場合は少なくありません。腹臥位療法の導入に当たって、安全で安楽な体位変換とポジショニングのためには、2人で実施することを原則にし、どのような場合でも「無言」で行ってはいけません。患者の思いに寄り添い、声をかけ、不安を軽減することが大切です。

　上手に行うコツは、とにかく何度も行って慣れることです。実施に当たって大切なことは、決して焦らず、ゆっくりと安全を確認しながら患者の協力も得ること、マッサージなどのケアを併用することなどです。

　エキスパートの腹臥位援助の技は、上記のように、何度も繰り返し行うことによって身についた技であるといえます。

　しかし、初心者が、その技を学ぼうとしても、恐らく口頭のみで伝えることは無理かもしれません。なぜなら、それはエキスパート看護師の"身体知"になっているからです。エキスパート看護師が行う腹臥位への援助では、「こんな感じの場合はうまくいく」という主観的法則性（技能）を身体知で把握していても「このようにすればうまくいく」という客観的法則性（技術）を言葉によって表出できないことが多いのです。

　したがって、初心者が、その技を学ぼうとしても技術を口頭で説明を受け

て習得することは難しく、主観的法則性である「技能」と客観的法則性である「技術」を循環させながら、腹臥位への援助を上達させていく必要があるといえます。

（川嶋 みどり）

2　腹臥位療法導入のための事前準備

1）大切な腹臥位療法導入のための準備

　本書を参照されて、腹臥位療法の原理やメリットを学び、「私の病棟でもやってみよう」と思われる方もあると思います。腹臥位療法は患者など看護の対象である"その人"の可能性に働きかける看護の一方法として意味のあるアプローチですし、腹臥位療法を実施したことによってもたらされた患者の変化によって、看護師自身、そしてチームが変化して職場が活性化する場合もあることは既に述べました。

　まず大切なのは、腹臥位療法を継続して実施し、職場に定着させることでしょう。そのためには、腹臥位療法の導入準備段階から計画的に行う必要があります。本稿では、ある病棟での腹臥位療法導入の場面から、そのプロセスごとの留意点をみていきましょう。

2）スタッフならびに主治医、そして関連職種への説明

　継続して実施するためには、スタッフの賛同と協力が必須です。カンファレンス等で、腹臥位療法に関して説明しますが、必要に応じて資料等を準備するようにしましょう。

　腹臥位療法に限ったことではありませんが、スタッフの中には、新しいことの導入への戸惑いを感じる人があり、すぐに賛同するとは限りません。今でも忙しいのに、新しいことを導入するともっと大変になるのではないかと、最初から話を聞こうとしない、非協力的な態度をとる人もいるかもしれません。でも、決して焦らず、丁寧に説明しましょう。

　とはいえ、全員の賛同が得られるのは厳しい場合もありますので、協力が得られやすいスタッフから働きかけていき、6割のスタッフの賛同を目標に

進めていくとよいと思います。今までの導入の例でも、最初は消極的であっても、実際に腹臥位療法を行った結果を見て心が動かされて、スタッフの態度が変わることはよくありました。

　主治医はじめ病棟師長の理解と賛同も重要です。とりわけ、主治医が拒否したら、どんなに看護師が進めたくても腹臥位療法の実施は困難になります。また、病棟師長の賛同があれば、師長同席で主治医やスタッフに説明することをお勧めします。

　このように個人の発意であっても、組織的に行うことがとても大切です。その意味からも、多職種（理学療法士・介護職など）がそれぞれの専門性を活かしながら協力し合う体制を整えることも忘れてはなりません。

　何よりも腹臥位療法が、患者の固定した全身状態を改善し、単調な日々に変化をもたらしてQOLの改善に資するものであることを説明すれば、主治医も「では、やってご覧なさい」ということになるでしょう。

3）患者本人と家族への説明と同意

　日頃、仰向け寝をしていた人にとって、腹臥位療法でうつぶせ寝の姿勢をとることに抵抗を感じる場合は少なくありません。家族にとっても、「苦しそう」「無理をさせないで」といった思いが先だって、腹臥位療法自体に不安を感じる場合もあります。そのため、「なぜ腹臥位にするのか」という目的を正しくわかりやすく伝え、その方法についてもあらかじめよく説明をすることが大切です。できれば、患者本人も家族も参加するカンファレンスの場で説明して、他職種も含め複数のスタッフとともに情報を共有することです。不安があれば率直に表出してもらって、その場で解消できれば申し分ないでしょう。本人の認知レベルが低下していて意思疎通が十分でない場合には、家族への説明はいっそう重要となります。

　このようにしてもなお、拒否されるようでしたら、無理をせずしばらく様子をみる期間を設けます。そして、体調のよさそうなときを見計らい、"試しの実施"として、ごく短時間（数分間）の腹臥位を行ってみて気分を尋ねます。そのときには、腹臥位によって変化したバイタルサイン等の客観的

評価も併せて行い、その結果を説明して患者・家族の不安を軽減します。

4) 具体的な援助計画

"試しの実施"が無事にでき、継続できそうであれば具体的な「計画」を立案します。誰が実施しても同じアプローチができるようにするために、「計画」にはスタッフ間で合意した内容を記述して、誰もが参照できるようにしておきましょう。ただし、「計画」は固定的なものではなく、患者の状態を適宜評価しながら修正していくことが大切です。

①慎重な対応が必要なケース

実施に当たっては、関係スタッフ全員で患者の状態を評価します。特に下記のような患者の場合には慎重な対応が必要です。

- ・四肢および脊柱の骨折、腰椎疾患の急性期
- ・重度の骨粗鬆症、高度な関節拘縮および筋緊張のある場合
- ・重度の循環器疾患
- ・意識障害
- ・その他重篤な状態

もし、実施しようとしている患者がこれらに該当している場合には、病状について主治医に相談し、安全性に配慮して実施の是非を確かめましょう。

②実施する時間帯と実施時間

実施する時間帯は、その患者の1日の生活の流れを考慮して検討しますが、できるだけベッドで休息している時間帯に行うようにします。

実施する時間は、患者の状況に合わせて不安や筋緊張が強い場合には5分程度から始めます。苦痛を訴えたらすぐに中止するようにしましょう。患者が、「腹臥位は苦痛」と感じてしまうと継続が難しくなってしまうので、嫌なときにはいつでも止められるという安心感をもってもらうように心がけます。少しずつ様子をみながら時間を延ばしていき、最終的に15～30分程度、本人の希望によっては1時間程度実施します。

③実施回数と協力体制

実施する回数は、1日1～2回できれば理想的ですが、病棟の条件等も考

慮して2日に1回でも、週に1～2回でも継続が可能な回数で計画するとよいでしょう。

　介助者側が常にゆとりを持って行うことが大切です。「腹臥位療法をすると決めたのだから何をさておいても行う」といった考え方や、単なる"作業"として腹臥位療法を実施すると安全性・安楽性に欠けてしまう恐れがあります。介助者も決して無理をし過ぎず、本人にも無理強いをしないよう十分に注意しましょう。人員的に看護師だけで行うのが困難な場合には、看護計画あるいはケアプランに沿って介護職やセラピストからも協力が得られるよう提案し、協働して実施することを働きかける必要もあります。

④**観察の頻度**

　患者が腹臥位になっている間、誰かがそばにいる必要があるかどうかについては、本人の状態によって異なります。上気道分泌物が多く、自己喀出ができない場合には、必ずそばにいて見守る必要があります。

　また、常時観察している必要はなくても、慣れない体位で1人になることへの不安や寂しさが強い場合があります。このようなときには観察の頻度を多くし、患者の背部に手を触れて身体に無理な部分がないかを尋ねるなど、積極的に声をかけましょう。

（大宮 裕子・川嶋 みどり）

3　腹臥位へのポジショニングと体位変換

1）腹臥位への体位変換の準備

　ここでは、嚥下障害のある患者の呼吸管理を目的として行う腹臥位への体位変換について述べます。実施の大前提は「安全を確保する」ことです。そのためには、以下に注意する必要があります。

①**治療が優先されるべきときには行わない**

　患者の状態は日々変化しています。発熱していたり、痛みがあったり、意識が悪かったり、衰弱がひどく全身状態が悪かったりするなど、症状が不安定な場合は、治療が優先されます。腹臥位を安易に行ってはなりません。

②健側を上にしてドレナージしてから

　腹臥位への体位変換実施前には、呼吸音を聴診し、あらかじめ病巣の状態を把握しておくことが大切です。その上で、まず健側を上側にした体位にしてドレナージを行います。つまり、健側の呼吸運動を最大限に利用して、酸素の取り込みを効率よくするのです。

③最初の実施時間は10分以下、介助者も同席

　実施時間は短時間（長くても10分以内）で、介助者は必ずそばに付き添い、呼吸状態や気分などの推移を観察します。患者の状態によっては、すぐに中止すべきという判断が必要な場合もあります。

④実施中も継続的なモニタリングを

　腹臥位実施中も患者の訴えや声の質、咳嗽の様子、呼吸状態や顔色、バイタルサイン、酸素飽和度などを継続的にモニタリングしましょう。

2）腹臥位へのポジショニング

　ここでは介助者が1人で、仰臥位から腹臥位に体位変換する場合について解説します。

［図1］

　仰臥位の患者の膝を立て、肩と膝を支えて交互にゆっくり膝を倒し、肋間筋のストレッチを行います。これによって筋肉を緩め、円滑な呼吸運動ができるように整えます。

［図2］

　体幹回転時に下側になる上肢を腰から臀部の下に挿入します。また、上側になる上肢は肘で曲げて、胸の上に置きます。次いで、下肢を屈曲し、倒す

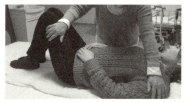

図1

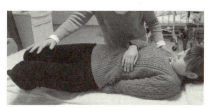

図2

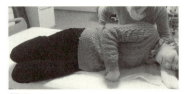

図3

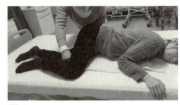

図4

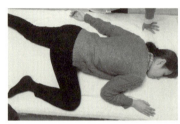

図5

ことによって側臥位をとります。

[図3]

　頸部の下から手を入れ、肩峰を包むように支えながら下側の上肢を背側へ引き出します。これによって上体を肩峰で支え、次に下側の下肢を引いて前腸骨棘で下半身を支えるようにします。

[図4]

　上側の上下肢を過屈曲にし、胸腹部を浮かせます。この体位は呼吸運動を阻害せず、上体を支えます。この状態で「半腹臥位」になります。

[図5]

　続いて安楽な「腹臥位」にするには、四肢を大きく広げて、四肢体幹とベッドの接触面積ができるだけ大きくなるようにします。

3）逆向きの腹臥位姿勢への体位変換

　次に、逆向きの腹臥位にする体位変換を紹介します。

[図6]

　まず、屈曲位の四肢を伸ばし完全腹臥位にします。次いで、介助者は下側の脇から肩峰にかけて腕を入れ、頭が回旋できる程度に浮かします。

[図7]

　肩峰にかけたのと反対の手で頭を逆方向に向けます。

[図8]

　それまで屈曲していたほうと反対側の上肢と下肢を屈曲させます。

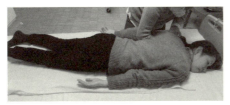
図6

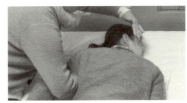
図7

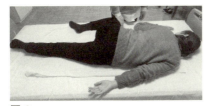
図8

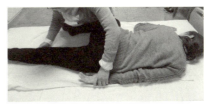
図9

[図9]
　前腸骨棘と肩峰の下へ介助者の手を入れて、局所的な圧迫を取り除きます。

　腹臥位への体位変換は、ドレナージされている状態を保ちながら、四肢と頭部の位置を逆にして整えるように行います。
　また、腹臥位から仰臥位へ体位変換するときは、ドレナージした分泌物が気道へ逆流しないように枕で頭を高くしたり、頸部を前屈位にしたりすることが重要です。

4) 腹臥位療法で役立つケアのコツ
　腹臥位療法を行う際に当施設で気をつけている点をまとめます。
[腹臥位体位をとる前の口腔ケアと呼吸ケア]
　口腔ケアやうがいを行って、気道を十分に湿潤させます。特に硬口蓋には乾燥した痰がこびりついている場合が多いので、湿潤したスポンジブラシなどで繰り返し丁寧に取り除きます。
　うがいは気道へ流入しないよう前傾姿勢で行い、体力があればすすぐとき

に末梢気道のクリアランスができるように咳を出すように促します。この際に側腹部を軽く押すようにして、呼吸を補助します。

［腹臥位体位をとる前のストレッチング］

　円滑な呼吸運動が得られるように軽く身体を動かして筋肉を軟らかくします。この場合の運動は座位で行いますが、呼吸困難や衰弱が著しいなどの場合は無理をせず側臥位で行います。

　具体的には、上肢や肩の上げ下げ、肘を曲げて体幹のストレッチを行います。次に深呼吸を行い、終わりに介助者の手を側胸部に添えた上体で呼吸補助を行います。側臥位で行う場合も同様な方法をとります。

［腹臥位療法中のストレッチング］

　腹臥位の実施中は、軽く肋間筋を動かすようなストレッチに加え、患者の呼吸運動に合わせて呼吸補助を行うと咳嗽が誘発されます。また、半腹臥位の場合は、どこにも力が入らない安楽な状態に保ち、軽い伸展位をとると楽に呼吸ができます。

［吸引器を使用するとき］

　腹臥位療法の実施後は、ドレナージによって口腔内に貯留した唾液や喀痰などをきれいに拭い、気道への再流入を防ぎます。ドレナージされた唾液や痰はタオルで受ける、スポンジブラシなどで口腔ケアを行う、場合によっては口腔内の吸引を行います。

　吸引器を用いる場合も、痰を受け止めるように行うと、苦痛が少なく、1回の吸引時間を短くすることができます。できるだけ自力で咳払いをしてもらうと気道のクリアランスを得ることができると思います。

（田中 靖代）

4　腹臥位療法を1人で行うときの注意点

　病院や施設とは違って、訪問看護で腹臥位療法を行うときは、基本的に1人で行わなければなりません。また、自宅で介護者が腹臥位療法を行うときも同様です。今まで腹臥位療法を1人で実施してきたときに気づいた、さまざまな工夫について述べたいと思います。

1) 片麻痺がある場合のテクニック

　片麻痺の方に腹臥位療法を行うときは、麻痺側を下側にします。まず、患者の両手を胸に置いて、両膝を立てて"ベッドとの接触面"を少なくし、摩擦抵抗を最小にして移動しやすくすることがポイントです。

　次に、肩関節・膝関節を押して麻痺側が下になる側臥位にし、上側にある健側下肢をベッド面につけます。このときに背中側から腸骨部位で両手を身体とベッドの間に差し込んで、下半身を手前に引いておくと、腹臥位になった際にベッドの真ん中に身体が来るため、腹臥位姿勢への移行も容易になります。

　そして、麻痺側の下肢の股関節・足関節を手前に引いて"麻痺側の下肢の前面がベッドにつく"ようにします。このようにすると、ほぼ腹臥位姿勢になります。

2) 腹臥位にするときのテクニック

　腹臥位にするときにはいくつかの"コツ"があります。
- 側臥位のとき上側の下肢を前に出すと腹臥位になりやすい
- 下になった腕を背中側に抜くときは肘関節を持って引き出す
- そのとき引き出す側と反対の腕で患者の腸骨を持ち上げる
- 引き出すときは"手の平を上に向けたまま"

　また、腹臥位にした後、健側（上側）の上肢は下に伸ばし、麻痺側（下側）の上肢は手の平を下に向けて肩のほうに移動させるのがよいのですが、肩関節の拘縮が強い場合、これができません。このときには、ベッドの端から麻痺側（下側）の上肢を垂らして、肘関節を軽く屈曲した状態で、適当な高さの台（チェストのような椅子でも可）に手の平をつけるようにして乗せるとよいでしょう。うまく乗るようにベッドの高さも調節して、安定させることが大切です。

3) 1人で介助することに注意したい点

　このほかに注意したい点を3つ挙げます。

①介助者は膝を使う

　患者の身体各部をベッド上で平行移動する際には、介助者は膝をベッドの横につけて、それを支点として、自分の体が移動するように患者を動かします。上腕の力だけで動かそうとすると、肩や腰を痛めます。

②仰臥位に戻すときは手の平の向きに注意

　患者を腹臥位から仰臥位に戻すときは、上肢を移動させるときに骨折させないこと。そのためには手の平が天井を向いた状態で動かすように十分に注意を払います。

③ベッド柵を臨機応変に使う

　ベッドからの転落防止のため、腹臥位にするときは、移動させる際の患者の身体の位置を十分に予測しながら行うこと。ベッド柵を随時使用することで転落を防ぎます。

（眞島 千歳）

5　腹臥位療法を2人で行うときの注意点

1）腹臥位療法に役立つ「キネステティク」の考え方

　2章で述べた調査（p.27）結果を参考にしながら、腹臥位療法の安全性と安楽性に配慮した体位変換とポジショニング、さらに患者1人ひとりの状況に応じた方法について検討してきたところ、患者・看護師双方が無理なく、安全・安楽に腹臥位療法を実施するためには「キネステティク」を参考にするとよいことがわかりました。キネステティクは、アメリカ人のフランク・ハッチとレニー・マイエッタによって開発された、動きの感覚を使った動きの学問・知識の集成で、キネステティクを用いた介助法では、人間としての自然な動きを生かし、その人の中にある動きの資源を利用すること、また重力に逆らって抱えないことから、被介助者の健康増進になると同時に、介助者の健康障害のリスクも下げることができます（一般社団法人日本キネステティク普及協会ホームページより）。

　ここでは、キネステティクの考え方を活用した、主に病院や施設において2人で行う腹臥位療法について述べます。

2）2人で行う腹臥位療法の準備

　具体的にイメージしやすいように右片麻痺で説明しますが、左片麻痺の場合には健側と麻痺側の左右が逆になるだけです。

　まず、「羽毛などの掛け布団を縦に4つ折りにしたもの（クッションで代用しても可）」「バスタオルまたはタオルや掛け物」「パルスオキシメーター」「血圧計」を用意します。患者の排痰が多い場合は、痰をキャッチするティッシュペーパーやタオルなども必要です。

　患者の体格、麻痺・拘縮・筋緊張・認知などの状態を観察し、できるだけ無理をせず、最初は必ず2人で体位変換を行うようにします。ここでは、介助者がベッドの左側（健側）と右側（麻痺側）に分かれて、患者を半腹臥位にするときの手順を紹介します。

　患者に声をかけ、実施の可否を確認した後、患者をベッドの右端（麻痺側）に寄せます。掛け布団を縦に4つ折りにしたものを、患者の肩のラインに布団の端を合わせてベッドの左端（健側）に置きます。

3）2人で行う腹臥位療法の実際

①右膝（麻痺側）を立てるか、左下肢（健側）の上に乗せ、下肢をクロスさせます。

②右上肢（麻痺側）は体幹の上に乗せ、左上肢（健側）は伸展させて体側にぴったりと沿わせますが、このとき、軽く手の平を上にして臀部の下にはさむようにすると体位変換がスムーズです。どうしても患者が左上肢（健側）を曲げてしまう時は、声かけをしながら屈曲しないように軽く支えます。患者に触れるときは、指先にギュッと力を入れないように、優しく手の平全体で触れるように注意しましょう。

③骨盤から胸郭へとゆっくり回転するようなイメージで体位変換をします。ベッド左側（健側）の介助者が中心となって、麻痺側の骨盤と胸郭を手前に引き寄せるように回転させます。患者に声をかけながら、自分の膝と腰を使って引き寄せるようなイメージで行うと楽にできます。体位変換時、患者が緊張して変に力んでしまうと、苦痛を感じてしまうことがあるの

で、できるだけ気持ちがほぐれるようにかかわり、不必要な筋緊張が入らないように気をつけます。

④左上肢（健側）が屈曲しないように軽く押さえている必要がある場合には、ベッド右側（麻痺側）の介助者が患者の骨盤と胸郭を押し出すようにして回転させます。

⑤体位変換中、患者の左肩（健側）に体重がかかって苦痛を生じるようであれば、ベッド左側（健側）の介助者が、左肩を向こう側へ軽く押し出すか、ベッド右側（麻痺側）の介助者が、左肩を手前へ軽く引き出して除圧するようにします。

⑥体位変換後、ベッド右側にいる介助者が、左肩から手の平に向かって順番に優しく左上肢（健側）を引き出します。

⑦左肩部や左骨盤部に体圧が集中していないか確認し、掛け布団に身体の重さを乗せて体位が安定するように整えます。頭部は顎を少し引き、バスタオルまたはタオルを肩の高さと同じになるように調節して枕にし、枕の対角線と体軸が合うようにして当てます。右上下肢（麻痺側）の確認と、布団を折り曲げて下肢を乗せます（p.28 図4参照）。

⑧苦痛のないことを確認し、腹臥位中は各患者の援助計画に沿って過ごし、終了後、仰臥位に戻します。

⑨仰臥位に戻すときは、患者の背部側から左上肢（健側）を体のなかに優しく入れ込み、骨盤付近に自分の手を置いて手前にゆっくり引き、体をゆっくり回転させます。左肩（健側）に体重がかかってきたら、軽く肩を押し出して除圧しながら仰臥位にして体位を整えます。このときも、患者に声をかけながら不必要な筋緊張が入らないように気をつけましょう。

4）体位変換やポジショニングが困難な患者の場合

　気管切開をしている患者、両上肢が屈曲拘縮している患者、上下肢が伸展拘縮している患者など、体位変換やポジショニングが困難な場合、それぞれに合ったマットやクッションの使用を検討することによって安全に実施することができるときがあります。

具体例として、気管切開をしていて両上肢が屈曲拘縮している患者には、8cmほどの高さのあるウレタンマットレスを細長くカットしたものと、そのマットレスと同じ高さか少し低めの枕を用いました。

　頭部と、肘関節から足部までをウレタンマットレスで8cm底上げすることでできた窪みに、屈曲した両上肢と気管切開部が収まるようにして、腹臥位への援助を行ったところ、患者は苦痛表情もなく、呼吸にも影響なく実施することができました（p.26 図1 参照）。

　また、気管切開をしていて両上下肢が伸展拘縮している患者には、先ほどと同じ要領で頭部と、腋窩から足部までを底上げした窪みに、気管切開部が収まるようにして腹臥位の援助を行いました（p.26 図2、p.27 図3 参照）。このケースも患者は苦痛表情なく、呼吸にも影響なく腹臥位療法を実施することができました。

5）腹臥位療法の評価

　腹臥位への援助は、看護計画やケアプランにも基づいて実施する他の看護行為と同様に、定期的に評価し、継続や修正の必要性について検討していきます。状況によっては、腹臥位への援助よりももっと患者のニーズに合ったケアに変更することも当然あるでしょう。

　既に述べましたが、腹臥位実施前の状態と、実施中および評価時の状態を正しく記録して、当初の目標に近づいたかどうか、計画に沿って行えたこと、行えなかったことなどについて、関与したスタッフ全員で情報を交換して評価することが大切です。

　患者が在宅に移行する場合には、施設内で実施していた方法と実施中の変化などについて、訪問看護ステーションの看護師やケアマネジャーに伝え、腹臥位療法の継続を依頼します。

（大宮 裕子・川嶋 みどり）

6　腹臥位療法を安全に実施するための対策

　腹臥位の基本ポジションは、腹這いになり、腕は挙上して手掌は開いた状

態でベッド床に置きます。さらに腹部に子枕を挟み込み、上体に傾斜をかけたドレナージ効果を促進させるポーズをつくります（p.53 図2）。この基本ポジションが腹臥位療法の効果を増強すると考えられています。

　しかし、この体位では窒息や骨折を伴うリスクがあります。また腹臥位療法実施中の嘔吐にも配慮が必要となります。ここでは、事故を起こすことなく安全に腹臥位療法行うための工夫について説明します。

1）窒息の予防

　「自力で身体を動かすことができない」「苦痛を表現できない」というハイリスク者に腹臥位療法を行うときは、安全なマットレスを準備することが望まれます。安全なマットレスは、腹臥位に置かれたとき、口を閉塞しないように介助者から目視できる空間ができるように工夫を凝らしたもので、顔の部分の取り外しができるマットレスもあります（p.53 図1）。このマットレスを使用してからアクシデントはなくなりました。

　しかし、ハイリスク者はさまざまな不具合が起こりやすいので、腹臥位療法中は必ず看視するスタッフを配置しています。スタッフはパルスオキシメーターで呼吸をモニターしながら、患者の呼吸状態、脈拍の確認、顔の表情などが観察できる位置に立つようにしています。さらに喀痰の排出を促すために胸壁のタッピングやマッサージなど肺理学療法を併用して、安全かつ治療効果（排痰ドレナージ効果）が高まる体制をとっています。

2）損傷の回避

　腹臥位にする際、上肢の管理が重要になります。やり方を間違えると肩関節の脱臼や上腕の骨折のリスクが伴うからです。

　まず腹臥位にする際、上肢は直立肢位とします。例えば、スタッフ4人で躯幹を抱え込み、頸部を保護しながら腹臥位にします。腹臥位の状態から上肢を挙上肢位に移行する際には内旋法にて行います（図10 a～d）。

　高齢者は骨粗鬆症を考慮して、肩関節の拘縮の程度を把握しておきましょう。その上で、上肢の挙上は前述の内旋法で行えば安全性が保てます。拘縮

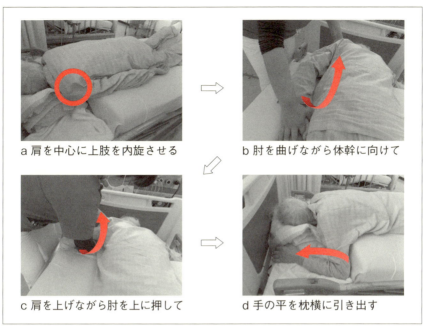

図10 内旋による挙上肢位への移行（上肢を体幹側に向け、肘を曲げながら回転する）

が強いときには挙上はせず、安楽な体位を優先することが大切です。

なお、外旋法による360度の回旋は適しません。過度な力が加わって骨折を来たしかねないので十分注意が必要です。

腹臥位を終了して仰臥位に戻す際も、内旋法にて上肢を戻します（図11）。その後、頸部を保護しながら仰臥位とします。脳卒中により麻痺がある場合は健側を軸に回転させるとよいでしょう。

3）嘔吐の防止

腹臥位療法を実施するには空腹時間帯を選択します。腹臥位は食事の後に行うと嘔吐を誘発させることがあるので、食事後2時間は空け、午前は10時30分以降に、午後は15時以降としましょう。食べたものが消化されていれば腹臥位療法中の嘔吐は予防できます。

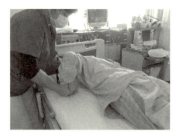

図11　内旋法にて上肢を戻す

4）安全に実施するための"定着"の工夫

　「腹臥位療法は手がかかる」という意識からなかなか全国的に幅広い導入には至っていません。これは看護師の個人的な日常業務として腹臥位療法の実施を依存しているからであり、看護業務スケジュールに組み込み、実施の段取りを整える"指揮者"を任命するなど、病棟全体の系統的な看護業務として腹臥位療法を行う体制を整えることが肝要です。

　当院（東大和病院）では継続した腹臥位療法が実施できるように、午前は10時過ぎの患者の保清後に30分間実施します。そして、腹臥位療法終了と同時に全員離床をします。午後は4時から30分間実施。勤務者全員で腹臥位療法に回ります。

　1日の看護業務の一環の中で、検温・おむつ交換・体位変換同様に腹臥位療法をスケジュールさせたことで定着・継続につながっています。　（比留間 惠）

第Ⅳ章
腹臥位療法の"よくある質問"に答える

腹臥位療法の"よくある質問"に答える

上手に"うつぶせ寝"を取り入れるために

1　聖隷横浜病院での腹臥位療法の取り組み

1）主治医の許可の下、看護師の判断で実践する腹臥位療法

　聖隷横浜病院は2003年に開設された、現在300床の総合病院で、経営母体は、全国で病院・検診施設・介護施設など139施設を展開する日本最大規模の社会福祉法人・聖隷福祉事業団です。

　当院は横浜市保土ヶ谷区にあり、横浜旧市街地の約50万人のエリアを医療圏としています。本地域でも急速な高齢化と人口減少が予想される中、
①救急診療体制の再構築と強化
②高齢者医療の充実
③将来を見据えた診療体制の再編
④地域連携部門強化
を4本の柱に、よりよいサービス提供を心がけています。

　当院では、主治医の許可の下、看護師の判断で腹臥位療法を実施しています。日常的に実践しているのは主に呼吸器外科病棟で、手術患者の術前術後で肺炎予防を目的に実施し、肺炎などの炎症性疾患への対応としても積極的に実践し、治療として取り入れています。

2）腹臥位療法の具体的な方法

　当院における腹臥位療法は、具体的には1回15分・1日2回から開始し、徐々に時間を延ばしていく方法で実施しています。病棟だけでなく、リハビリテーション室でも、COPD（慢性閉塞性肺疾患）の患者を中心に呼吸

リハビリテーションの一環として腹臥位療法を取り入れています。それは呼吸器関連疾患に関して、腹臥位による排痰ドレナージの効果がよく、腹臥位実施中は酸素化の改善もみられるためです。また、廃用症候群（disuse syndrome）[1,2]の改善目的の1つとして導入しています。

人工呼吸器使用患者に対しては、RST（呼吸ケアサポートチーム）が介入を行う際に、病棟看護師に腹臥位療法の指導・実践を行っています。この人工呼吸器使用中の患者への腹臥位療法の導入では、方法がやや複雑になるため、チューブ類の位置やクッションの位置などがわかるように実際に腹臥位を行ったときの写真を撮っておき、看護師間での情報共有ができるようにしています。

3）院内・院外での講演でよく聞かれることをまとめる

筆者は前職場である独立行政法人国立病院機構南横浜病院のときから、腹臥位療法の普及のために、院内や他施設での講演活動を行ってきました。講演は、腹臥位療法の効果・方法・注意事項の講義と、実技演習（参加者がお互いに実施者・被験者となる）を組み合わせて2時間から半日程度で行うものです。

まず、院内では、入職時のオリエンテーションに取り入れて、腹臥位療法の名前を知ってもらうこと、そして院内で実践していることを理解してもらいます。この講義は病棟単位に年1回程度行っています。

一方、院外では、介護施設、訪問看護ステーション、病院のほか、一般の方々などにも腹臥位療法についての講義と実技演習を行っています。

筆者は、このような今までの活動の中で、腹臥位療法について多くの質問や意見をいただいています。そこで本稿では、これらの質問の中から"よくある質問"を「Q＆A」としてまとめました。腹臥位療法の理解と実施の一助になればと考えています。

（大内 基史）

※本稿の図1〜図4は、フランスベッドメディカルサービス（現在はフランスベッド株式会社メディカルサービス事業）発行のパンフレット『ストップ！ 寝たきり 「うつぶせ」療法』（腹臥位療法研究会評議員 大内基史 監修）より引用しました。

2　腹臥位療法の全般的な質問

> **Q1　なぜ、腹臥位療法を始めたのですか？**

A1　もともと呼吸器関連疾患では、体位ドレナージにおいて喀痰排出のための効果的な方法として行っていました。また、その他の効果（廃用症候群の改善など）については、研究報告[3)〜6)]などで知り、積極的に取り入れてきました。

　腹臥位療法は、医療費がかからないにもかかわらず、いろいろな効果があります。特に呼吸器疾患を主にみている筆者らは、有効な方法だと実感しています。

> **Q2　腹臥位療法の直接効果には
> どのようなものがありますか？**

A2　具体的には、①関節拘縮、②嚥下障害、③肺炎、④床ずれ、⑤認知症、⑥排泄障害などの予防・改善に効果がみられます[3)]。

　これらは、入院・療養生活で患者がしばしば仰臥位になっている期間が長い場合に、その弊害として伴ってくるものです。そのため、仰臥位のままにしておかないことが重要で、それには体位変換が必要になります。腹臥位療

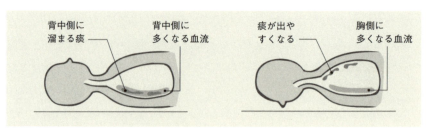

図1　背側に溜まった喀痰が排出される

法は、この体位変換の１つの方法として位置づけられます。

そして、その直接効果ですが、まず背側に溜まった喀痰が排出されます（図1）。その主な改善理由は、腹臥位になることで、本来の脊椎動物としての機能が戻ってくるからと考えられます。本来、脊椎動物は脊椎が口より背側にあり、5000万年くらいかけて進化して現在の２足歩行になった経緯があるため、仰臥位のままでいることは機能的に無理があるのです。

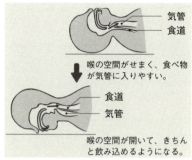

図2　飲み込みがしやすくなる

そのほか、図２のように嚥下もしやすくなる効果があります。前述の①～⑥の中では、筆者は特に③の肺炎の予防・改善など呼吸器系には効果が得られやすいと考えています。

> Q3　腹臥位にしている時間はどのくらいですか？
> 　　 15分でも１時間でも効果は同じなのですか？

A3　腹臥位療法は継続して行うことが重要です。しかし、初めて行う場合には、なかなか慣れないため、無理のない15分程度から開始しています。ただし、それでも「苦しい」と言う人もいて、そのようなときには「5分でも」と説明し、徐々に時間を延ばしていくようにしています。

なお、腹臥位にしている時間の長さが効果にどのように影響するかについての研究・報告はありません。個人的には短い時間よりは長いほうが効果は現われやすいと思います。しかし、長時間、同じ体位でいると褥瘡などの問題があるので、同一体位の２時間以上の腹臥位は勧められません。腹臥位で褥瘡の発生しやすい部位としては、頬部・鼻先部・下顎部・前胸部（特に女性では乳房）・肘部・恥骨部・膝蓋骨部・足の爪先部位などがあります。

Q4　腹臥位になかなか慣れないときはどうすればよいですか？

A4　日本人の場合、特に生活習慣の中で腹臥位になることが少ないので、完全な腹臥位になると苦しいと感じることがあります。筆者は、無理に完全な腹臥位にならずに、慣れるまでは半腹臥位（図3）を勧めています。この体位は、側臥位からやや前方に倒したもので、徐々に（日々）完全腹臥位に近くなるようにしていきます。

このときの注意点としては、下になる腕のしびれ対策として、「腋窩枕」などを入れると痺れが出にくくなります。腋窩枕はバスタオルなどを折って3cm程度の厚さにして腋窩に挟んだ位置に置きます。腕の血行が遮断されにくくなります。

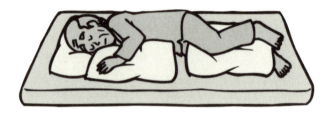

図3　半腹臥位（半うつぶせ）

Q5　循環器系疾患の人にも腹臥位療法は実施可能ですか？

A5　筆者の今までの経験では、循環状態の指標である心拍数や血圧などは、腹臥位にしても特に変化はなく、不整脈などの増加もみられていません。各循環動態パラメーターにおける仰臥位と腹臥位の差もみましたが、変化はみられませんでした。

今までの研究報告では、ICU（集中ケアユニット）などの循環状態の変化しやすい症例で腹臥位にした研究報告が多数あります。その中の1つで、開心術後のICUで腹臥位療法を行ったときの循環動態変化についての研究においても、循環動態の変化はみられていません[6]。したがって、腹臥位療法は循環器系疾患の患者にも実施できると考えられます。

ただ、いろいろな病状や病態があるので、すべての場合に必ず安心して腹臥位療法を実施できるとは限りません。そのため、可能な範囲での血圧・心拍数・酸素飽和度など、腹臥位療法実施の前中後にモニタリングで安全を確保してください。なお、腹臥位療法の実施中は、体位により測定が困難なときがありますが、酸素飽和度モニター（パルスオキシメーター）は簡便に心拍数などが測定できるので有用と考えられます。

Q6　意識障害の人にも実施できますか？

A6　意識障害を有する患者にも腹臥位療法は可能です。むしろ意識障害で長期臥床している症例には、よい適応になると考えます。

　腹臥位療法を開始してから数週間で表情の出現がみられることもしばしば経験しており、この変化は介護者（介護職・看護師・家族）の介護のやりがいにつながってきます。

　ただし、意識障害がある患者の場合、苦痛を直接訴えられないため、心拍数や表情変化をみることが大切です。無理な体勢になっていないか、少し離れたところからも客観的に観察する必要があります。

　なお、意識障害の原因にもよりますが、頭部が下がっていると脳圧に影響する可能性があるので、クモ膜下出血や脳出血などの急性期には、絶対安静が解除されるまで腹臥位療法の導入は待ったほうが安全と思われます。

Q7　自力で体動困難な人の腹臥位は窒息が心配です。危険を回避するにはどうすればよいでしょうか？

A7　開始時（初回）には、溜まっていた喀痰の排出が一気に起こることがあるので、まず吸引などの準備をしてから腹臥位療法を始める必要があります。その後は徐々（日々）に喀痰の排出量が減少していくため、自力による排痰が可能となることが多いのですが、窒息の危険を回避するために

は、寝具やクッションを工夫してみてください。

> **Q8　腹臥位になると呼吸が苦しく感じるのはなぜですか？**

A8　腹臥位時には、前胸部が布団やクッションで固定されてしまうため胸郭の動きが制限されます。このため胸の圧迫感が出現し、呼吸苦が出現しやすいといえます。

　ただし、実際には腹臥位になって数秒から数分で呼吸方法が胸式から腹式となってきます。そのため腹臥位療法と呼吸苦の症状とはあまり関係なく、時間経過で慣れてくるものです。このとき、苦しさを訴える患者本人への説明に、パルスオキシメーターを使って、その数値に変化がないことを示すと理解してもらえます。

　腹臥位療法における「息苦しさ」は、特に経産婦に強くみられます。妊娠や分娩を機に生理的に胸式呼吸になってしまい、腹臥位時に胸式呼吸から腹式呼吸への変化が遅れるためです。しかし、これもやはり時間経過で慣れて、やがて呼吸苦の訴えはなくなってきます。

> **Q9　子どもの"うつぶせ死"のことを聞きましたが、腹臥位療法は本当に大丈夫ですか？**

A9　乳児（1歳未満）では、乳児突然死症候群（SIDS：Sudden Infant Death Syndrome）と「うつぶせ寝との関連がある」と言われています。しかし、SIDSにはうつぶせ寝以外の要因も指摘されており、腹臥位での睡眠が単独の危険因子ではありません。

　一方、成人では乳幼児とは呼吸のメカニズムが違うので、腹臥位が死亡の原因にはなり得ません。大切なことは、腹臥位療法は「睡眠をとること」が目標ではなく、リハビリテーションの1つの方法として実施するものと思ってください。

Q10　腹臥位療法には"医師の指示"が必要ですか？

A10　それぞれの施設・病院の考え方で決まります。腹臥位療法を「リハビリテーションの1つの方法」と考えるならば、医師の指示が必要です。しかし、「体位変換の1つの方法で、その延長線上にあるもの」と考えれば、医師の指示は不要と思われます。例えば、体位変換の1つの方法として「褥瘡予防のための体位変換マニュアル」の中に腹臥位が入っていた場合、医師の指示は不要になります。

　なお、当院ではリハビリテーションの1つと考えて腹臥位療法を展開しているので"医師の指示"の下に行っています。特に呼吸器外科では入院時の指示に既に盛り込んでおり、体位・時間・回数など具体的に明示しています。

　在宅の訪問看護や介護施設等で腹臥位療法を行う場合には、家族への説明が重要です。「うつぶせにするだけで、あとは何もしてくれない」と訴える家族もいるので、事前に「腹臥位療法はリハビリテーションの1つで、家族でも慣れれば継続して行える方法だ」と説明し、退院後には家族が行えるように指導するとよいでしょう。実際、腹臥位療法を行うと、下肢の可動域が広がって、おむつ交換が行いやすくなり、介護が軽減されます。

3　腹臥位療法の具体的方法

Q11　半腹臥位の場合、どちらを向けばよいのでしょうか？

A11　特にどちらを向くかは決まっていません。まず本人が楽なほうに向き、その後は左右交互に行うのもよい方法です。ただ、胃出口（幽門部）は右側なので、右側を下にした半腹臥位を行うことで胃の内容物の流出がよくなります。半腹臥位であれば、経管栄養中にもより安全に腹臥位療法を実施することができます。

> Q12　半腹臥位を1日2回行うときは、
> 　　　左右交互に行ったほうがよいですか？

A12　左右交互に行えば、全身の関節拘縮が改善しやすいでしょう。ただ、麻痺などで片側に強い関節拘縮がある場合には、拘縮側（麻痺側）が上になってしまいます。無理をしないで半腹臥位から腹臥位をめざして、日々行うことが必要です。

　また、肺炎など喀痰が多い場合には、病側を上にすると喀痰排出が容易になります。注意点は、Q7（p.135）で述べたように初回は特に注意する必要があります。

> Q13　寝たきりの人に、車いす離床を行っています。
> 　　　現状では腹臥位療法の時間がとれないのですが、
> 　　　どちらを優先したほうがよいですか？

A13　車いすで過ごす時間があれば、「頸部を前傾させる腹臥位療法」を実施するよい機会です（図4）。後屈した頸部が前傾になることで、この体位でも嚥下機能の改善の効果が期待できます。可能であれば、毎食前5〜15分程度行うとさらによい効果が期待できます。

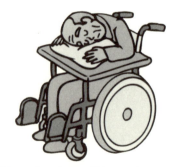

図4　車いすでの頸部を前傾させる
　　　腹臥位療法

Q14　午後にはリハビリテーション室での離床支援があるため、腹臥位療法は午前中に1回でもよいですか？

A14　腹臥位療法はリハビリテーションの1つの方法ですが、理学療法士の行う理学療法に優先すべきことではありません。

Q15　うつぶせ中に自力で仰向けに戻ってしまう人がいます。よい方法はありませんか？

A15　腹臥位療法中にそばにいるときは、体位をその都度戻すしかありません。意識のある人では、声かけや説明をして根気強く腹臥位を維持することが重要です。仰臥位に戻ってしまったことに気がついたら「無理せず次回に繰り越す」「一時休憩のつもりで次回の腹臥位の時間を少し長めにする」と考えるようにすればよいでしょう。体位が戻らないようにベルトなどで拘束（抑制）することは絶対にしてはいけません。

Q16　ベッドの頭側と足を逆にして腹臥位療法を行うことがありますが、この体位の具体的な適応は何ですか？

A16　図5の体位は円背がみられる人に有効な方法で、腰痛がある人にも導入しやすい体位です。筆者の経験では、人工呼吸器使用を拒否された呼吸不全の人に長時間（24時間以上）の腹臥位療法をこの体位で行うことができた経験があります。このときには、

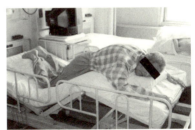

図5　円背のある人向けの体位

特に呼吸苦や疼痛などの訴えもなく、酸素化・二酸化炭素排出も良好に改善しました。ただし、原疾患は改善しないので一時しのぎです。

Q17　腹臥位療法は誤嚥したときに効果はありますか？

A17　腹臥位療法は体位ドレナージとして非常に有効な方法の1つです。誤嚥をしても腹臥位療法を早期に行うと、それだけで発熱などせずに済むこともあります。

Q18　腹臥位を拒否する人がいますが、どうすればよいでしょうか？

A18　本人の協力が得られなければ、無理はできません。ただ、頸部前傾の座位→半腹臥位→腹臥位の順番で行うと、うまく協力が得られることがあります。大切なのは本人のペースで行うことです。

Q19　腹臥位療法はもともとうつぶせで寝ている人には意味がないのでは？

A19　腹臥位で睡眠をとる人が、ある統計では平均で4％程度いるとのことです。ただし、腹臥位療法の目的は「睡眠をとること」ではありません。疾患や治療のために長時間仰臥位になっていても、少しでも腹臥位になる時間をつくることで、長時間仰臥位の弊害を少なくすることを目的とした「リハビリテーション」の1つと考えれば、意味はあると思います。

Q20　腹臥位療法の効果があった人の事例をもっと知りたいのですが……。

A20　本書には第Ⅱ章で看護師からの多くの事例報告があるので、それを参照してください。ここでは最近、筆者が経験した腹臥位療法が著効した症例を紹介します。

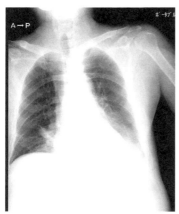

図6　腹臥位療法導入前の胸部レントゲン写真

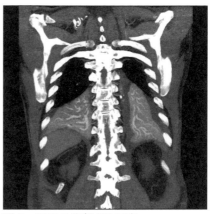

図7　同日の胸部CT写真（両側下葉無気肺）

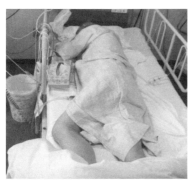

図8　半腹臥位（半うつぶせ）を始める

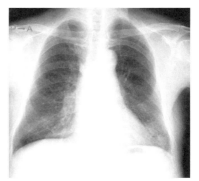

図9　8日目の胸部レントゲン写真（無気肺が改善）

　70歳男性。気管支喘息の重積発作と両側下葉の無気肺がみられ、入院しました。ステロイドホルモン、気管支拡張剤、各種吸入薬を使用しましたが改善しない薬剤無効な喘息発作で、相談がありました。

　そこで、患者に半腹臥位を左右交互に15分ずつ、1日2回開始しました。開始時に著明な喀痰の排出がみられ、その後は喘鳴の軽減と酸素化が改善されました。8日目には無気肺も改善し、吸入薬のみで喘息がコントロールされるまで改善しました（図6～9）。

4 腹臥位療法の合併症と禁忌

Q21 腹臥位療法には具体的な合併症がありますか？

A21 腹臥位療法においては、ベッドと接する身体の前面は皮膚が薄いため、褥瘡が発生しやすいので注意が必要です。

また、腰痛も発生することがあります。これは、頭側の枕や足側のクッションで「エビぞり」状態になってしまい、腰部に圧迫が生じることが原因です。その予防のためには、ベッドから一歩引いた位置から患者の全体の体位を観察して、「エビぞり」状態になっていないかチェックする必要があります。

Q22 腹臥位療法における禁忌は？

A22 脊椎疾患の患者に腹臥位療法を行うと、麻痺発生の可能性があります。特に腰椎圧迫骨折から3カ月以内の患者や、脊椎へのがん転移などで脊椎の脆弱化がある患者の場合、腹臥位療法導入による麻痺の発生が心配されます。また、腹臥位療法を強く拒絶する人では、人間関係（患者−医療者間や患者−家族間）が悪化することがあるので強要すべきではありません。

【引用・参考文献】

1) Gravenstein JS, Paulus DA, Hayes TJ, ed.：Capnography in clinical practice. Stoneham, MA：Butterworth, p.43-49, 1989.
2) Bhende M.：Capnography in the pediatric emergency department, Pediatr Emerg Care, 15 (1), p.64-69, 1999.
3) 並河正晃：老年者ケアを科学する いま，なぜ腹臥位療法なのか，医学書院，2002.
4) 新村洋未，小板橋喜久代：腹臥位が大脳・自律神経活動に及ぼす影響，看護，58 (6), p.88-91, 2006.
5) 丸川征四郎：腹臥位療法から腹臥位寝へ——考察の軌跡，看護，58 (9), p.87-91, 2006.
6) 藤井智子ら：心臓大血管手術後の低酸素血症に対する腹臥位療法の有効性，29 (8), p.631-637, 2005.

第Ⅴ章
もっと深い知識を求める人のために

1 腹臥位の生理学的効果とその機序
急性呼吸不全に対する腹臥位の効果

　集中治療室（ICU）では多くの重症患者が高度な呼吸不全を伴い人工呼吸器管理を受けている。この呼吸管理について、かつては人工呼吸器と換気モードを開発して精緻化することが救命につながると考えられてきたが、今日では複雑な人工呼吸器や換気モードよりも、むしろ単純なCPAP（持続陽圧呼吸）類似の人工呼吸法に呼吸理学療法を併用する方法、特に腹臥位を中心とする体位呼吸療法が「急性呼吸不全の改善に有用」とする考えと実績が蓄積されている。

　このような腹臥位の効果は下記に述べるように古くから知られていたが、その有用性は2013年にGuerin. Cが科学的な根拠を以て証明するまでは「有用性が疑わしい治療法」と見なされていた。今、腹臥位を含む体位変換はICUでの呼吸療法だけではなく、睡眠時無呼吸や褥瘡の予防のほか、まだ科学的根拠が定かでない療法としても広く行われている。

　本稿では、主に急性呼吸不全患者を仰臥位から腹臥位に体位変換することで、どのような生理学的あるいは病態的な変化が生じて呼吸不全が改善するのか、その作用機序や適応等について解説する。

1　集中治療領域における"腹臥位"への着想

1）腹臥位の効果は以前から知られていた

　体位によって動脈血酸素分圧（PaO_2）が改善あるいは悪化する現象は「肺酸素化能の体位依存性」と呼ばれていて、腹臥位や側臥位によってPaO_2が変化する現象は決して新しい発見ではない。

最初の臨床データは1960年代の終わり頃に報告されている。ある心臓外科医が、開心術後の患者を仰臥位から側臥位に体位変換するとPaO_2が改善することに気づき、仰臥位に放置せず、頻回に側臥位にすることを勧めている。また、1970年代の初めには、片肺障害の患者を健側肺下の側臥位にするとPaO_2が改善することを報告した論文もある。

　1981年、Fishman, A.P. という高名な呼吸内科医は、人工呼吸を行う前に側臥位でPaO_2が改善すれば人工呼吸を回避できる可能性があるので試みるべきであると唱えた。今日からみれば、これは優れた指摘であったのだが、残念ながら注目されなかった。

　1980年代の終わりから「急性呼吸促迫症候群」（ARDS*）に対する腹臥位の治療効果が集中治療領域で注目され始めた。同じ頃、筆者らもある偶然の出来事から、体位によって重症ARDS患者の肺酸素化能が著しく変化することを発見した。

　それは重篤なARDS患者の体位変換でPaO_2が著しくばらついたことに気づいたのが発端である。その患者は、喀痰排出や褥瘡予防のために側臥位にしたときに限ってPaO_2値が上昇した。それに着目した筆者らは、「それでは」と腹臥位にしたところ、患者のPaO_2値は驚くほどに改善し、この改善で人工呼吸も気管挿管も必要でなくなった。

＊急性呼吸促迫症候群（ARDS）
　さまざまな原因で発生する急性呼吸不全で、診断基準は「急性発症し、X線写真上に両側びまん性の浸潤影を認め、$PaO_2／FiO_2＜200$の肺酸素化障害」であり（ARDSと定義）、心不全に起因する肺水腫は除外する（FiO_2：吸入中酸素濃度）。同様の基準で$PaO_2／FiO_2＜300$を「急性肺傷害」（ALI；acute lung injury）と定義する。

2)「腹臥位管理」から「腹臥位療法」へ

　それ以後、腹臥位を治療手段として積極的に取り入れることになった。しかし、初めて学会に発表したときは、ほとんど信じてもらえず、「重症患者を腹臥位にするなんて危険だ」と受け入れられなかった。ところが、その後、欧米でも研究報告が出始めると瞬く間に興味を持つ人たちが増え、全国に広

がった。この間に呼吸生理学的な理解や意義づけも進み、腹臥位は治療法として普及したのである。

　当時、筆者らは、急性呼吸不全患者を一定時間、腹臥位に体位変換し、肺酸素化能の改善を得ることを目的とする治療法と位置づけ、当初は「腹臥位管理」、のちに「腹臥位療法」と呼び、側臥位でも前傾側臥位でも有効な場合もあることから、これらを包括して「体位呼吸療法」と名付けた。

2　なぜ体位変換で PaO_2 が改善するのか

1) PaO_2 改善のステップ

　腹臥位によって PaO_2 が改善する臨床的過程は2つのステップに分けることができる（図1）。腹臥位に体位変換すると数分で改善が始まる。この現象は「即時効果」と呼ばれる。側臥位でも前傾側臥位でも同様の改善を認めることができるが、改善の程度は小さい。そして、この改善効果は短時間内に仰臥位に戻すことで容易に消失してしまう。

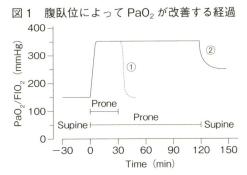

図1　腹臥位によって PaO_2 が改善する経過

腹臥位にすると数分後に上昇が始まる。①仰臥位に戻すと PaO_2 はもとの値に低下するが、②十分な時間、腹臥位を維持した後であれば前値ほどには低下しない。

［丸川征四郎編：改訂増補 ICU のための新しい肺理学療法，メディカ出版，p.231-254，1999.］

　この「即時効果」は、すぐに効果が出ることから、「肺血流が体位変換で移動すること（肺血流の再配分）および背側への荷重が軽減することが原因で生じている」と考えられる。

　もう1つは「遅発効果」と呼ばれる現象である。腹臥位を維持すると PaO_2 は十数分から数十分で改善し安定する。そして多くの場合、20分以上を経過すると、仰臥位に戻しても PaO_2 は改善した値をほぼ保つことができる。現在、多くの報告では7～12時間もの長時間にわたって腹臥位を保つ

方法が推奨されている。

　このように時間が経過した後にPaO$_2$の改善が固定する現象が、「遅発効果」であり、即時効果に加えて「末梢気道の分泌物が排除されて再開通が起こり、肺障害領域の肺胞換気が改善する」と考えられる。この「遅発効果」は、肺障害が病理学的にも改善される現象であり、腹臥位療法を「治療法」と呼ぶ根拠でもある。

2）改善の諸要因

　PaO$_2$の改善の機序は、過去にいくつかの説が提案されてきたが、「末梢気道の再開通」を主な要因とする説が重視されている。しかし、他の説が誤っているというのではない。疾患によって、あるいは患者の状態によって、改善の機序は少しずつ異なっていると考えられる。諸説の変遷を辿ってみよう。

①横隔膜の関与を重視する説

　この説は、1977年にDouglasらが提唱している。仰臥位では腹腔臓器が横隔膜の背側を強く圧迫して、肺の下側（肺底部）の呼吸運動が抑制されている状態である。特に人工呼吸を行っている場合は、この抑制が強く起こり、PaO$_2$が低下する。

　この状態の患者を腹臥位にすると、腹腔臓器は腹壁側下方へ移動するため横隔膜背側の呼吸運動はむしろ助けられて改善する。これに伴って肺底部の換気が促進され、PaO$_2$が改善するというのである。この説から導かれる腹臥位療法のコツは、腹臥位にしたときに下部胸郭と腹部を圧迫しないことが重要になる。

②肺水腫や分泌物の移動を重視する説

　この説は、Langerらが提唱している[1]。ARDSの患者は循環動態が不安定であるため、通常は仰臥位で治療される。このため、気道の分泌物（いわゆる喀痰）、そして肺胞毛細血管の透過性が高まって肺胞間質や肺胞内に滲出した血漿成分（いわゆる肺水腫液）が重力に引かれて肺の背側に沈降していく。お味噌汁の味噌が椀の底に沈む現象を想像していただくとよい。この現象を「下側肺障害」と呼んでいる。これら液体成分で背側肺の気道は閉塞

し、肺胞換気が著しく障害され、PaO_2 が低下する。

そこで、体位を腹臥位に変換すると、沈降した液体成分が再び重力に引かれて移動して末梢気道が再開通する。その結果、背側肺の換気が再開され、PaO_2 が改善する。Langer らは CT 画像で、腹臥位にして 15 分後に肺の浸潤陰影が移動する様子を報告している。既に述べた「即時効果」に相当する。

この説から導かれる腹臥位療法のコツは、障害肺領域につながる末梢の気管支（誘導気管支）が、重力のかかる方向に平行であること、すなわちこの気管支の走行ができるだけベッドに垂直になる角度に体位を調節することである。

③血流の移動を重視する説

この説は、Albert らをはじめとして多くの人が提唱している（図2）。肺循環は低圧系のため、血流の肺内部での配分には重力が強く影響すると考えられている。仰臥位では、肺の腹側よりも背側により多くの血流が存在する

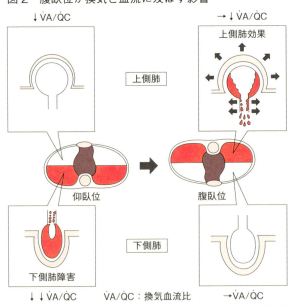

図2　腹臥位が換気と血流に及ぼす影響

[丸川征四郎: ICU における新しい肺理学療法の意義と効果. 並木昭義（編）
ICU における肺理学療法の理論と実際. 医学図書出版, p.1-13, 1996.]

のだが、ARDSでは背側（下側）の肺が障害されているので血液は換気が悪く、ガス交換効率の悪い肺胞を灌流する。そのため、十分な酸素化を受けないまま動脈血に合流することになる。

そこで、体位を腹臥位に変換すると、血流は重力に引かれて障害されている背側から換気が良好な腹側へ移動する。このため背側・腹側ともに換気血流比（VA／Qc）*が改善してPaO_2の増加がもたらされる。

この説から導かれる腹臥位療法のコツは、肺障害が背側に限局している症例を選ぶことである。腹側肺にも障害が広がっていると腹臥位の効果は現れなくなるので、治療対象ではない。つまり、「急性呼吸不全患者だから腹臥位にすればよい」のではなく、下側肺障害が存在し限局していることを診断し、それに応じた体位をとることが重要なのである。

* **換気血流比（VA／Qc）**
　肺あるいは肺胞の換気量と血液量の比。値の増加は無駄な換気が多い状態であり、死腔量の増加を生じる。逆に低下は無駄な血流が多い状態であり、肺シャント血流の増加を生じる。

④換気再開を重視する説

この説は、Wienerらが最初に提唱している。仰臥位では心臓や肺自身の重さによって肺が背側方向に圧迫されている。特に、急性呼吸不全の肺は肺水腫液が多量に貯留するので重くなっている。腹臥位に体位変換すると、この圧迫が解除されるとともに背側肺にかかる肋膜腔内圧がより強い陰圧になる。この陰圧は、背側肺の末梢気道や肺胞を周囲から引っ張って拡張させる力として作用する。その結果、背側肺の換気が改善され、PaO_2が増加する。

この説から導かれる腹臥位療法のコツは、障害領域を最も高い位置にすること、そして肋膜腔内圧が吸気で陰圧になる自発呼吸を温存することである。

3）側臥位よりも前傾側臥位が効果的

腹臥位に体位変換しなければ効果がないのかというと、必ずしも腹臥位である必要はない。腹臥位以外で有効な体位は、側臥位、前傾側臥位あるいは座位、前傾座位などである。これらの体位は、腹臥位に耐えられない患者に

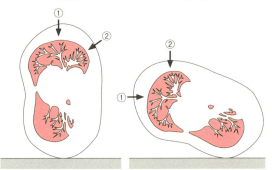

図3　側臥位と前傾側臥位では異なる改善効果
　　　a. 側臥位　　　　　　　b. 前傾側臥位

［丸川征四郎：腹臥位管理の呼吸生理学概説、看護ケアとしての腹臥位管理、その理論と実践を学ぶ4，看護学雑誌，66（5），p.480，2002.］

試みる価値が十分ある。しかし、効果はやや劣るし、場合によっては無効なこともあり得る。

　なぜ、効果が劣るのか、側臥位と前傾側臥位の違いを考えてみよう。ARDSや急性肺水腫では、肺病変は背側肺に限局している。この状態を「下側肺障害」と呼び、カップの底に貯まった水飴に例えると、この水飴を自然に流し落とすには、器を傾けるよりも裏返しにするほうが効率的であることは経験から理解できる。これと同様にARDSや肺水腫でも、体を傾けた状態（側臥位）よりも裏返しの状態（腹臥位）、あるいはこれに近い前傾側臥位が効果的である。

　図3aはARDS患者を直角の側臥位にしたところである。仰臥位で生じた下側肺障害は背側が最も重症であるが、ここにつながる気管支（矢印②）は重力の方向に一致していない。つまり、直角側臥位では最も重症な背側肺のドレナージがうまく行えない。肺水腫液も十分には排除できない。

　図3bは前傾側臥位にしたところである。気管支（矢印②）はようやく垂直に近づいている。このように前傾側臥位が有効であることは、横隔膜運動、肺血流量の再分配、肺胞・末梢気管支の再開通からも説明できる。

　必ずしも完全な腹臥位である必要はないのだが、直角側臥位よりも前方に傾斜をつけた体位でなければ、通常のARDSや肺水腫などではよい治療効

果が得られない。同様の考え方から、座位よりも前傾座位が有効であることは理解できると思う。

3　腹臥位で改善する下側肺障害

既に述べたことと重複するがあらためてまとめておく。

1) 下側肺障害とは

腹臥位療法が適応となるのは「下側肺障害」と呼ばれる病態である。下側肺障害とは、臥床の体位に関係なく肺の下側部分（ベッドに最も近い部分）に集中して生じた浸潤性肺水腫と気道閉塞による無気肺などが混在した病変である。仰臥位であれば背側が該当部位であり、側臥位であれば反対側のベッドにいちばん近い肺領域に当たる。

下側肺障害の典型例は、肺水腫やARDSの肺病変に現れる。これらの疾患では、毛細血管の透過性が亢進して血漿成分が肺間質に漏れてくる。その結果、浸潤性病変、末梢気道閉塞が生じる。

2) 下側肺障害の成立機序

ARDSでは、肺胞と末梢気道に流動物（分泌物、肺水腫液）が多量に貯留するなどで症状が現れる。同様の病態は急性肺水腫、急性大葉性肺炎などにもみられる。胸部CT画像で、背側に局在する浸潤性病変として描出される。

下側肺障害の成立機序には、
①安静仰臥位を持続させていること
②分泌物を移動させる肺機能が低下していること
③流動物が背側に貯まりやすいこと
④肺血流が背側に分配されやすいこと
がかかわっている。なかでも特に「流動物が背側に貯まりやすい」という単純な現象が下側肺障害成立に深くかかわっている。

仰臥位でじっと寝ていたままだと、どの気管支でも分泌物は引力に引かれて背側に移動し、末梢に貯まる。つまり、下側肺障害では血流増加による肺毛細血管拡張、毛細血管透過性亢進による肺水腫液の増加・貯留、気道分泌物の沈下貯留、無気肺（圧迫性・浸潤性）の混在などによる肺胞と末梢気道の閉塞、低換気が存在する。肺水腫で重くなった肺自身の重みで潰れる圧迫性無気肺と呼ばれる現象も起こる。こうして肺酸素化能が著しく低下し、低酸素血症（PaO_2低下）が生じるのである。

3) 下側肺障害に対する腹臥位療法の効果

　そして、下側肺障害に対して腹臥位療法を行った場合の効果発現の機序は非常に単純である。

　機序の1つは、うつぶせになって背側を上（天井側）にすることによって、背側に貯まった分泌物を移動させる。つまり、お茶碗をひっくり返して、中に貯まったものを流し出すイメージである（もちろん生理学的なメカニズムは単純ではないが）。

　2つ目の機序は、健常な腹側の肺胞を活用できるという点にある。腹臥位になることで下になった健常な肺胞にたくさんの血流が流れるようになる。

　3つ目の機序は、仰臥位の状態では腹腔臓器による腹圧が横隔膜の背側に加わり、拡張運動を妨げていたのが、腹臥位になることで、この腹腔臓器の圧迫が解除されて横隔膜呼吸運動が改善し、背側の肺胞の換気が増加する。

　これらの3つの機序を中心に、その他の種々の効果が加わって肺酸素化能が改善される。これが下側肺障害に対して腹臥位療法が有効性を発揮する機序である。

4　陰圧呼吸のよさを引き出す腹臥位療法

　腹臥位中は自発呼吸を強化する呼吸理学療法を加えるとより効果的になる。特に深吸気を十分に行う。用手的呼吸介助で深呼気を促進して、続いて深吸気を行うとよい。深吸気は虚脱した肺胞のリクルートに有効である。

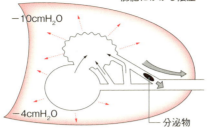

図4　陰圧呼吸によって末梢気道閉塞が解除されるメカニズム

[丸川征四郎：急性呼吸不全に対する腹臥位療法の効果〜呼吸理学療法再考，看護学雑誌，74（8），p.41，2010．]

　人工呼吸器で陽圧呼吸を行うと健常な肺胞が優先的に拡張されるが、自発呼吸で深吸気によって肋膜腔内圧が陰圧になると、障害された肺胞も周囲から引っ張られて拡張する。このとき末梢気管支にある側副気道が開いて、健常な肺胞から虚脱した肺胞に吸入した空気が送り込まれ、虚脱した肺胞の換気が再開する。これは人工呼吸による陽圧呼吸では決して起こらない現象である。

　続く呼気で、側副気道は閉塞し、肺胞虚脱の原因となった末梢気道に貯留する分泌物が押し出され、気道閉塞が解除される（図4）。

　腹臥位で下側肺障害領域が上側になると、この部分の胸腔内圧はより強い陰圧になる。これだけでも虚脱した肺胞のリクルートに効果がある。この状態に深吸気を加えると、さらに陰圧（自発）呼吸の利点が強調されることになる。陰圧（自発）呼吸の利点を引き出す腹臥位療法は、下側肺障害を改善させる最良の手段である。

5　作用機序から考える有効な排痰法

　次に腹臥位による「体位ドレナージ」について考えてみよう。まず、末梢気道の分泌物が移動するメカニズムだが、大きく分けて4つある。

1つ目は「線毛」である。気道には線毛が密生していて、その動きで分泌物は移動する。この移動には、線毛の動きだけでなく、線毛の長さ・密度・振動数も影響し、線毛に接する粘液の量や性状も関係している。

　2つ目は「重力」である。分泌物は重力に引かれて下方に集まる。仰臥位から腹臥位に体位が変わると分泌物は当然、背中側から腹側に移動する。呼吸障害患者や重症患者では線毛の機能が低下しているため、重力による移動がしばしば有意になる。

　3つ目は「換気」である。肺は呼吸運動に伴って伸び縮みする、その拡張・収縮に伴い、線毛が欠落している肺胞・末梢気道の分泌物が移動する*。強い呼気で末梢気道内圧が上昇し、気道分泌物が押し出される機序も存在する。

　4つ目は「気流」である。気道内をガスが高速で流れる（咳、強制呼気など）に伴って、この気道ガス流の風圧によって分泌物も移動する。特に中枢気道では咳嗽のような超高速のガス流が喀痰の排出には有効である。

　このように腹臥位による「体位ドレナージ」は、重力を使い、末梢気道に貯留する肺水腫液や分泌物を移動させる最も簡便で有効な手段である。したがって、腹臥位療法は、末梢気道と肺胞において最も有効な排痰法といっても過言ではない。

＊　線毛は気管支の末梢にいくほどまばらになり、終末気管支や肺胞には存在していない。分泌物による閉塞が最も起きやすいのは、この末梢気道や肺胞である。このため、線毛以外の力を借りて分泌物を中枢（肺門）側へ移動させる方法が必要になる。その方法が腹臥位である。

6　急性期の腹臥位療法のエビデンスとは

1）腹臥位療法は生命予後を改善する

　今まで述べてきたように、腹臥位にするとPaO_2等、呼吸機能は確実に改善するが、腹臥位療法によって生命予後が改善するという臨床研究データは、10年以上にわたる数々の臨床研究にもかかわらず得られなかった。

　既に述べたように、ようやく2013年にフランスのGuerin.Cら多施設共

同研究で生命予後を改善することを確認したが、「腹臥位療法には有効なエビデンスがない」として、まだ積極的に取り入れていない施設は少なくない。しかし、その方法については、まだまだ議論すべき課題が残っている[2]。

2）適切な全身管理が不可欠

　腹臥位療法は、重症 ARDS 患者を気管挿管と人工呼吸が必要な重篤な状況から救出してくれる可能性を秘めた治療法である。しかし、腹臥位にするだけで重症 ARDS 患者が救命できるわけではない。循環管理、栄養管理、感染管理など全身管理が適切に行われなければならない。特に、詳細は専門的になるので省略するが、筆者らは呼吸管理の方略において水分管理の重要性と ARDS の発症早期に腹臥位療法を開始することを推奨している。

　そもそも、ARDS は腹膜炎などに続発する病変であるから、原疾患が改善できなければ呼吸不全が改善できても救命は望めない。また、肺炎など感染症の増悪、過剰な水分投与、心不全など多臓器不全の進展などに対する全身管理が不適切では予後は不良となる。

　「腹臥位療法が生命予後の改善に寄与しないから有効でない」という多くの研究結果は、腹臥位療法を正当に評価していないともいえる。腹臥位は、致命的に悪化した PaO_2 を改善することで、生命の危機を回避でき、原疾患に改善のチャンス、時間的な余裕を提供できるのであって原疾患を治療する手段ではない。したがって、PaO_2 が改善すれば腹臥位療法は十分に有効な治療法といえる。

　しかも腹臥位療法は、ARDS を形づくる肺障害の病態も改善するのである。これは人工呼吸や酸素療法、そしていかなる薬物療法でもなしえない素晴らしい効果である。

7　腹臥位療法の適応と実施上の注意

1）腹臥位療法、適応の判断

　腹臥位療法が適応かどうかを判断するには、最初に下側肺障害の診断をす

表　腹臥位療法における注意点

部位	注意点
顔面	目・鼻・耳の圧迫による障害、ヨダレによる汚染
気管チューブ	屈曲による閉塞、狭窄、位置ズレ、自己抜去、声帯損傷
呼吸回路	牽引によるチューブ抜去、屈曲
上肢	肩関節の過伸展、腋窩での血管・神経圧迫
チューブ・ライン	屈曲、閉塞、抜去、コネクターのはずれ、スパゲッティー状態
陰茎	圧迫阻血、導尿カテーテル事故
下肢	ライントラブル、爪先の圧迫
全身状態	循環―ショック、高血圧、不整脈 呼吸―抑制、吸引困難、喀痰増加 皮膚―圧迫による発赤、水疱、褥瘡 消化器―吐逆 骨系―骨折、脱臼 その他―苦痛・不安の増強、創離開

［丸川征四郎：体位変換の手順とトラブル回避、看護ケアとしての腹臥位管理、その理論と実践を学ぶ2．看護学雑誌，66（3），p.286，2002.］

ることが必要になる。

　まず、急性呼吸不全ではICU入室直後に胸部CT検査をする。CT画像を見て、下側肺障害と診断できたならば、腹臥位療法の方法（左側か右側の前傾側臥位の腹臥位か、完全な腹臥位かなど）を決定する。下側肺障害があれば、腹臥位療法は100％有効である。逆に下側肺障害がなければ無意味である。胸部CT検査ができない場合は、緻密な聴診所見から判断する。

2）腹臥位療法の実施と注意すべきこと

　腹臥位療法における治療体位は、下側肺障害領域を上側にする体位である。この体位を20分以上、2時間以内で持続する。

　体位変換は複数人で、各人の役割を明確に決めて実施し、腹臥位中も綿密な観察とケアによる安全確保を忘れないことが大切である。腹臥位中は、気管分泌物の流出に併せて気管吸引を行う。完全腹臥位よりも片側を少し浮か

せた体位が患者の負担も少ない。この深い前傾側臥位は、薄めの抱き枕を前胸腹部に当てて姿勢を保つと安定する。

　下になる上肢の保護が特に重要で、肩関節に可動性があればバンザイの姿勢が、最も安定する。身体の背部に引き出す方法もあるが、長時間の姿勢保持にはあまり適さないようである。

　腹臥位療法を行うときの注意点を表にまとめた。気管チューブの安全確保は不可欠である。特に顔を頻回に動かす場合や、唾液の流出が多い場合には注意が必要である。危険を感じた場合は、目を離さないようにすることは重要である。もし不都合が発生すれば直ちに仰臥位へ戻し、適切な治療を開始する。

　腹臥位療法では、いくつかの合併症が起こる可能性があるので注意したい。特に安全のためには、循環動態の変動、気管チューブ・各種静脈ルート・チューブ類、圧迫されている目・鼻・耳・上肢などを常に確認し、細心の注意が必要である。言うまでもなく皮膚の圧迫による発赤、水疱、あるいは褥瘡形成には細心の注意を払うべきで、嘔吐、骨折も起こり得るトラブルである。

3) 実施前に模擬患者によるトレーニングを

　体位変換、腹臥位保持の方法については、本書の第3章を参考にしてほしい。ただし、手順を読むだけで、直ちに患者に実施してはならない。必ず、スタッフの誰かが模擬患者となり、腹臥位療法の手順を確認すること。できれば、点滴ラインや各種チューブを模擬的に貼り付けてシミュレーションしてみるのもよいだろう。これらによって、手順の難しいところ、危険なところ、患者にかかる負担の大きさなど、想定していなかった問題点が明らかになり、より安全に腹臥位療法を実施できるようになるはずである。

　いずれにしても、体位変換法については、自分たちの施設に合った方法、なにより、その患者に適した方法を選ぶことである。「患者の安全」を最優先することを決して忘れてはならない。

＊

　筆者は「腹臥位療法」を下側肺障害に対する治療法という明確な臨床医学

的概念を表現する専門的用語と考えている。したがって、腹臥位による肺以外への臨床的効果を論じる場合は、議論の混乱を防ぐために「うつぶせ寝療法」という言葉を使うことを提唱している。

　しかし、これは統一された見解となってはいない。本書においても理解を助ける意味で他章において「うつぶせ寝療法」と記載すべきところを「腹臥位療法」という用語を使っている。

　めざすところは、肺以外への腹臥位による臨床的効果を示すエビデンスを積み重ね、腹臥位による効果がみられるすべての領域において「腹臥位療法」を治療法として確立させていくことである。それは腹臥位療法推進研究会の目標でもある。

（丸川 征四郎）

【引用・参考文献】

1) Langer M, et al：The prone position in ARDS patients, A clinical study, Chest, p.103-107, 1988.
2) 丸川征四郎：腹臥位療法に関わる最近の話題, 呼吸と循環, 63 (12), p.1217-1222, 2015.
3) 丸川征四郎 編著：早期離床を目指す理論と実践 ICUのための呼吸理学療法, メディカ出版, 2010.

2 神経筋疾患の呼吸異常に短時間腹臥位療法が有益

ドレナージ効果と呼吸機能に及ぼす影響

　国立病院機構鈴鹿病院は、医療を必要とする神経筋疾患患者（筋ジストロフィー、神経難病など）と重症心身障害児（者）のための290床の長期療養施設である。これらの入院患者では、加齢や病態の進行によって、呼吸不全・誤嚥・窒息・肺炎などの呼吸異常が高率にみられ、人工呼吸による呼吸不全の治療、気管切開による気道確保が行われるようになる[1]。

　今回、呼吸不全や声帯麻痺（開大障害）などの呼吸異常により気管切開が行われた神経筋疾患の患者を対象として、30分余りの短時間腹臥位療法を試みた。本稿では、その経緯と結果を報告する。

1　短時間腹臥位療法にどのような効果があるか

1）神経筋疾患の呼吸異常に対する短時間腹臥位療法の効果

　腹臥位療法は、看護やリハビリテーション領域で活用されており、とくに30分余りの短時間の腹臥位療法は、簡便で実用的として提唱されている。しかし、この治療法が神経筋疾患の呼吸異常にどのような効果をもつかは、筆者の知る範囲では調査されていなかった。

　そこで、当院の神経筋疾患患者を対象として短時間腹臥位療法を行い、ドレナージ効果と呼吸機能に及ぼす影響について臨床的検討を行った[2, 3]。

2）研究対象（人工呼吸管理の有無）

　神経筋疾患にて入院加療中で、気管切開の行われた患者16人を対象とした。疾患の内訳は、筋萎縮性側索硬化症4人、パーキンソン病4人、多系

統萎縮症3人、筋緊張性ジストロフィー2人、色素性乾皮症2人、スモン1人であった。全例で経口摂取はほとんど不可能で、胃瘻チューブによる栄養が12人、経鼻胃チューブによる栄養が3人、経静脈栄養が1人に行われていた。

　これら16人を人工呼吸管理の有無によって2群に分け、
① 自発呼吸で十分な換気を保つことのできる7人（男性3人、女性4人、年齢48〜88歳）を「非呼吸不全群」
② 慢性呼吸不全のため十分な換気を保つことができなくなり、24時間人工呼吸管理が必要となった9人（男性3人、女性6人、年齢52〜73歳）を「呼吸不全群」
とした。

　入院生活において、すべての対象患者は全面的な介助が必要だった。そして、浅い側臥位までの体位変換は定期的に行われていたが、腹臥位は行われていなかった。

　両群間には運動障害の重症度に差があった。非呼吸不全群は、咳嗽と嚥下、ベッド上自力での寝返りが可能であった。短時間なら座位を保持することができたため、1日に2時間程度、車いすに座って過ごした。必要に応じて、気管切開チューブから吸引が行われていた。

　一方、呼吸不全群は、自力での寝返りが不可能であったため、人工呼吸器をつけたまま、ほぼ寝たきりの状態であった。喀痰や唾液を嚥下したり、喀出したりすることができないため、口腔・鼻腔・気管切開チューブから定期的な吸引が行われていた。

2　神経筋疾患の症例提示と短時間腹臥位療法の導入方法

1）神経筋疾患の2症例を提示

　非呼吸不全群（症例1：パーキンソン病）と呼吸不全群（症例2：筋萎縮性側索硬化症）の典型的な患者を、それぞれ提示する。

［症例1］Aさん／70歳女性／声帯麻痺（開大障害）を合併したパーキンソ

ン病[4)]

　Aさんは8年前にパーキンソン病と診断され、薬物治療が開始された。軽度の固縮、振戦とやや強い寡動、中等度の認知症、起立性低血圧が認められた。嚥下障害のため、約半年前より経管栄養中である。

　約1週間前より、夜間に喘鳴、笛声音を伴う努力呼吸が認められるようになった。ついで、昼間の覚醒中にもチアノーゼ・呼吸困難が増悪したので喉頭ファイバーで観察したところ、両側声帯の麻痺が確認され、間隙が約1mmとほとんど閉鎖した状態であった（図1）。Aさんは、「パーキンソン病による声帯麻痺（両側の声帯開大障害）」と診断され、気道確保のため気管切開が行われた。

　現在、気管切開孔の閉鎖には至らないが、自発呼吸で十分な換気を保つことができている。さらに四肢・体幹の骨格筋の萎縮はあるものの、短時間なら自力で座位を保つことが可能で、咳嗽による喀痰排出や唾液の嚥下もでき

図1　喉頭ファイバーにより観察された声帯（症例1：パーキンソン病）
　喉頭ファイバーにより観察された声帯は、間隙がおよそ1mmのスリット様となって麻痺していた（上段）。Aさんの呼吸異常は、両側の声帯開大障害によるものと診断された。下段は正常者の声帯である。

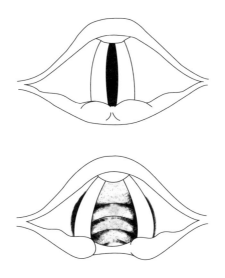

［文献4より引用］

ている。

[症例2]Bさん／59歳男性／24時間人工呼吸治療中の筋萎縮性側索硬化症[5]

　Bさんは50歳頃から下肢の脱力が出現し、徐々に歩行しにくくなった。その後、四肢体幹の筋力低下と筋萎縮が進行し、筋線維束収縮などから、「筋萎縮性側索硬化症」と診断された。53歳頃には歩行不能で、ほぼ寝たきりとなった。

　54歳頃、呼吸困難とチアノーゼのため緊急入院。入院時、自発呼吸は微弱で、動脈血ガス分析値は、水素イオン濃度（pH）7.13、動脈血二酸化炭素分圧（$PaCO_2$）109.8Torr、動脈血酸素分圧（PaO_2）21.5Torrと、著しい肺胞低換気（呼吸性アシドーシス、高二酸化炭素血症、低酸素血症）が認められた。慢性呼吸不全に対して、気管挿管、次いで気管切開により気道が確保され、人工呼吸治療が行われた。

　現在、意識ははっきりしているが、四肢体幹の筋肉や横隔膜の萎縮がさらに進行したため、会話・咳嗽・嚥下も不可能であり、24時間人工呼吸治療を受けている。

2) 短時間腹臥位療法における呼吸機能の測定と評価[2), 3)]

　測定準備として、医師や看護師などの観察下、1回30〜60分間、週2回の短時間腹臥位療法を4〜6週間試行した。そして、対象患者が腹臥位への体位変換に慣れた後、測定を行った（表1、表2）。

　呼吸機能の測定は、最初は「安定した仰臥位」（表1と表2では仰臥位［前］）、次に腹臥位に体位変換して呼吸状態が安定した30分後（表1と表2では腹臥位）、最後は腹臥位から仰臥位に戻して呼吸状態の安定した30分後（表1と表2では仰臥位［後］）の3つのポイントで行った。

　呼気ガス分析は呼吸代謝測定装置（AE-300S：ミナト医科学）で呼気・吸気流量の連続測定で行った[3)]。測定項目は、動脈血ガス分析として動脈血酸素分圧 PaO_2（Torr）と動脈血炭酸ガス分圧 $PaCO_2$（Torr）、1回換気量（mL）、換気量［1分間］（L/m）、呼吸数（回/m）、酸素消費量（mL/m）、炭酸ガス産生量（mL/m）、心拍数（回/m）を行った。

表1：結果（非呼吸不全群）[文献 2) より改変して引用]

	仰臥位［前］	腹臥位	p	仰臥位［後］	p
PaO$_2$ (Torr)	83.9 ± 13.3	91.4 ± 10.7		84.2 ± 9.6	
PaCO$_2$	43.1 ± 3.5	43.2 ± 4.6		42.7 ± 4.1	
1回換気量 (mL)	341 ± 118	300 ± 88		284 ± 49	
換気量 (L/m)	5.20 ± 1.38	6.43 ± 2.75		4.61 ± 1.57	0.02
呼吸数 (回/m)	18.2 ± 7.2	22.6 ± 8.3		17.5 ± 6.3	0.002
酸素消費量 (mL/m)	161.1 ± 38.2	190.3 ± 104.1		150.6 ± 47.1	
炭酸ガス産生量 (mL/m)	143.3 ± 33.5	161.9 ± 90.4		130.9 ± 42.5	
心拍数 (回/m)	76 ± 20	89 ± 21		83 ± 17	
AaDO$_2$(Torr)	24.3 ± 11.8	14.7 ± 6.6	0.04	23.3 ± 5.9	0.004
死腔率 (％)	0.10 ± 0.06	0.09 ± 0.08		0.07 ± 0.08	

測定値は平均値±標準偏差として表示した。腹臥位でのp値は、仰臥位（前）と腹臥位との比較。仰臥位（後）でのp値は、腹臥位と仰臥位（後）との比較。
表中の略語：
PaO$_2$＝動脈血酸素分圧、PaCO$_2$＝動脈血炭酸ガス分圧、AaDO$_2$＝肺胞気・動脈血酸素分圧較差

表2：結果（呼吸不全群）[文献 3) より改変して引用]

	仰臥位［前］	腹臥位	p	仰臥位［後］	p
PaO$_2$ (Torr)	95.5 ± 12.8	87.4 ± 13.3	0.028	96.2 ± 11.9	
PaCO$_2$	30.6 ± 7.1	32.1 ± 8.0		29.5 ± 7.1	
1回換気量 (mL)	436 ± 65	436 ± 58		419 ± 61	
換気量 (L/m)	5.98 ± 1.22	6.13 ± 1.37		5.82 ± 1.27	
呼吸数 (回/m)	13.9 ± 2.7	14.1 ± 3.2		13.9 ± 2.8	
酸素消費量 (mL/m)	172.9 ± 40.5	176.7 ± 24.6		162.7 ± 25.4	0.035
炭酸ガス産生量 (mL/m)	104.0 ± 25.8	102.7 ± 17.7		98.9 ± 19.6	
心拍数 (回/m)	79 ± 10	84 ± 9	0.049	77 ± 10	0.009
AaDO$_2$(Torr)	11.5 ± 8.8	16.1 ± 8.5		12.8 ± 8.1	
死腔率 (％)	−0.001 ± 0.12	0.03 ± 0.11		−0.004 ± 0.09	

測定値は平均値±標準偏差として表示した。腹臥位でのp値は、仰臥位（前）と腹臥位との比較。仰臥位（後）でのp値は、腹臥位と仰臥位（後）との比較。
表中の略語：
PaO$_2$＝動脈血酸素分圧、PaCO$_2$＝動脈血炭酸ガス分圧、AaDO$_2$＝肺胞気・動脈血酸素分圧較差

そして、これらの測定値から「肺胞気・動脈血酸素分圧較差」（alveolar-arterial oxygen difference：$AaDO_2$）（Torr）と死腔率（％）を算出した。$AaDO_2$ は、肺胞における血液酸素化効率の指標であり、効率が悪いほど増加する（較差が大となる）。死腔率は肺胞の換気効率の指標であり、効率が悪いほど増加する。

これらの測定結果から、体位の違い（仰臥位と腹臥位）、および呼吸不全の有無と体位の違い（仰臥位と腹臥位）が指標に及ぼす影響を分析した。なお、統計学的有意差検定には、ペアT検定、Repeated Measures Analysis of Variance（ANOVA）を用いて、$p < 0.05$ を有意差ありとした。

3）安全への配慮

測定中は、パルスオキシメーターと心電図モニターを装着し、医師・看護師が患者の状態を観察し、口腔・鼻腔・気管チューブ、人工呼吸中の患者では気管チューブ内の分泌物を適宜、吸引した。その際、体位変換に伴うチューブトラブル、関節の過伸展、血行障害、ベッドからの転落のないように注意した。

腹臥位に対する患者の不安感が強いときは測定を中止した。なお、本研究は倫理審査委員会で承認され、患者・家族の同意を得て行われた。

3　ドレナージ法として有効な"腹臥位療法"

1）肺胞ドレナージと口鼻腔ドレナージ

呼吸リハビリテーションでは、ポジショニングによって仰臥位から側臥位、さらに腹臥位へ体位を変え、そのドレナージ効果で体腔内に溜まった分泌物の排出を促す[1,7]。

肺胞ドレナージによって、肺胞や気道内に溜まった喀痰などの分泌物が排出されるし、口鼻腔ドレナージによって、口腔や鼻腔、咽頭・喉頭に溜まった唾液などの分泌物が排出される。排出までの導線は、肺胞ドレナージで長く、口鼻腔ドレナージで短い。

2) 非呼吸不全群と呼吸不全群で共通したドレナージ効果

慢性呼吸不全の有無（つまり人工呼吸治療の有無）にかかわらず、対象患者の全例で、仰臥位から腹臥位への体位変換により、著明なドレナージ効果（肺胞ドレナージと口鼻腔ドレナージ）が認められた。呼吸不全群の口鼻腔からは、貯留した唾液など悪臭を放つ分泌物が一気に流出したし、気管チューブからは、喀痰などの分泌物が、腹臥位を保っている期間中、持続的にドレナージされた。

3) 非呼吸不全群と呼吸不全群で呼吸機能に及ぼす効果は異なった

非呼吸不全群において、仰臥位から腹臥位への体位変換により、PaO_2は上昇傾向を示したが、有意な変化ではなかった。$PaCO_2$と死腔率は変化しなかった。注目される変化は、$AaDO_2$は腹臥位にすると有意に減少したことである[2]。これらの指標の変化を表1にまとめた。

呼吸不全群において注目される変化は、仰臥位から腹臥位への体位変換により、PaO_2が有意に低下したことである。$AaDO_2$は増加傾向を示したが、有意な変化ではなかった。これらは非呼吸不全群と逆の変化である。$PaCO_2$と死腔率は変化しなかった。心拍数は、仰臥位から腹臥位への体位変換により有意に増加した[3]。これらの指標の変化を表2にまとめた。

仰臥位から腹臥位への体位変換の呼吸機能に及ぼす影響は、呼吸不全の有無で異なった。非呼吸不全群ではPaO_2が増加傾向を示し、$AaDO_2$が有意に低下したのに対して、呼吸不全群では逆にPaO_2が有意に低下し、$AaDO_2$が増加傾向を示した。

4) 研究結果の考察

研究結果をまとめる。神経筋疾患患者に対する短時間腹臥位療法は、呼吸不全の有無にかかわらず、肺胞ドレナージ、口鼻腔ドレナージに有効であった。一方、呼吸機能に及ぼす影響は、呼吸不全の有無（つまり人工呼吸管理の有無）で異なり、非呼吸不全群での改善効果が、呼吸不全群に比べて優れていた。推定されるメカニズムを含めて、以下に解説する。

〈非呼吸不全群では呼吸機能－酸素化が改善した〉

　呼吸不全のない患者は、車いす上での短時間の座位保持、ベッド上での寝返り、咳嗽による喀痰や分泌物を喀出、嚥下などが可能であった。その結果、口鼻腔内や咽頭・喉頭、気道や肺胞内に慢性的に貯留する喀痰や気道分泌物が、腹臥位前の時点で少ない状態であった。このためドレナージ効果は得られたが、呼吸不全群に比べて顕著でなかったと考えられる。

　一方、PaO_2 が増加傾向、$AaDO_2$ が低下など、酸素化効率は改善した。この改善機序には、肺胞・末梢気道内の喀痰貯留は少量で肺機能はほぼ正常なので、腹臥位では生理学的な変化（換気・血流マッチング）が生じたものと考えられる。

〈呼吸不全群では呼吸機能－酸素化が悪化した〉

　呼吸不全のある患者は、座位保持・咳嗽・嚥下は不可能で、ベッド上寝返りもできないまま、寝たきりであった。その結果、口鼻腔内、咽頭・喉頭には唾液や鼻汁などの分泌物、背側肺や肺底部の肺胞、気管末梢部には喀痰や気道分泌物が、慢性的に多く貯留していた。このため、腹臥位に体位変換すると、口鼻腔内、咽頭・喉頭に貯留していた分泌物が一気に流出してドレナージされた。口鼻腔ドレナージは導線が短いため、効果に即効性があった。

　一方、PaO_2 が低下、$AaDO_2$ が増加傾向を示すなど、酸素化効率は悪化した。この機序には、これらの患者の肺胞や末梢気道内に、喀痰や気道分泌物が極めて多く貯留していたことがある。短時間腹臥位療法中に、分泌物が気道や気管チューブに誘導されて来るので、狭窄（閉塞）所見が現れるたびに、人工呼吸を中断して気管内吸引を行う必要が生じた。その結果、腹臥位による生理学的な変化（換気・血流マッチング）がマスクされたばかりか、かえってガス交換効率が悪化した結果となった可能性があると考えられる。

5）検討結果のまとめ

　短時間腹臥位療法は、口鼻腔に分泌物が貯留しやすい病態で仰臥位保持が長時間に及ぶような患者においては、貯留した分泌物のドレナージに即効性があり、推奨できる治療法である。

4　短時間腹臥位療法による人工呼吸中の急性中耳炎予防の試み

　筆者らは、長期間、毎日行われた短時間腹臥位療法が、その口鼻腔ドレナージ効果を介して、人工呼吸中の神経筋疾患患者にみられる合併症である急性中耳炎を予防するかどうかを調査した。

　そこで、気管切開による人工呼吸中の6人の入院患者に、約3年間、連日短時間の腹臥位療法を行い、原疾患と性別は同じで腹臥位療法を行わなかった6人の対照患者と、急性中耳炎の発生頻度を比較した。

　その結果、急性中耳炎は腹臥位療法を行った6人のうち1人に2回発生したのに対し、行わなかった6人のうち4人に延べ7回発生した。この違いは統計学的に有意であった（p=0.046）[8]。対象疾患や症例数も限られているが、この有効性の機序は、貯留した分泌物による咽頭の耳管（エウスタキオ管）開口部の閉塞や、耳管を介した咽頭から中耳への分泌物の逆流が、1日1回の短時間腹臥位療法により、起こりにくくなったためと考えられた。

　短時間腹臥位療法による口鼻腔ドレナージは、進行した神経筋疾患患者における人工呼吸中の中耳炎の予防のほか、口腔ケア、嚥下性肺炎の予防などにも効果が期待されるところである。

5　腹臥位による舌根沈下予防と口鼻腔ドレナージを組み合わせて用いる

　ここで、腹臥位のもう1つの重要な効果である舌根沈下の予防と、口鼻腔ドレナージの関連について補足する。

　外傷や疾病、薬物中毒、麻酔、睡眠により意識を消失すると、舌が筋緊張を失い、ずり落ちて咽頭部を閉塞する。これは「舌根沈下」といい、仰臥位で起こりやすく、腹臥位で起こりにくい現象である。

　図2a、bは、仰臥位中の舌根沈下による上気道閉塞（a）と、それを鼻エアウェイの挿入により治療した場面（b）の頭部正中矢状断面のイラストで

図2　仰臥位中と腹臥位中の舌根沈下とその治療

　仰臥位の舌根沈下（a）と、その鼻エアウェイ治療（b）、それぞれを180度回転して腹臥位の効果を類推した頭部正中矢状断面のイラスト（c、d）。
　腹臥位では、下顎と舌は重力の作用で前方に突出して、咽頭前壁と舌根部の間にスペースができるため、舌根沈下が緩和され、気道が確保される。腹臥位療法は、舌根沈下に対する鼻エアウェイ治療に相当する。

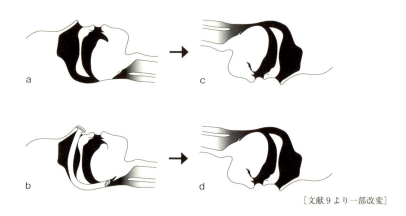

［文献9より一部改変］

ある。図2c、dは、図2a、bをそれぞれ180度回転して、上下を逆にしたイラストである。この図によって、仰臥位から腹臥位への体位変換が、舌根沈下に及ぼす影響を推し量ることができる[9]。腹臥位では、重力の作用で下顎と舌は前方に突出するので、腹臥位療法は舌根沈下に対する鼻エアウェイ治療に相当すると思われる。

　腹臥位による口鼻腔ドレナージは、導線が短く即効性があるため、気道確保が必要な状況で、舌根沈下予防と組み合わせて用いられることがある。例えば、救急処置では、やや浅い腹臥位（回復体位）によって舌根沈下を予防して気道を確保し、口鼻腔ドレナージによって嘔吐物や口鼻腔内分泌物を体外に排出する。

6　腹臥位療法の明らかな効果と展開させていく上での課題

　腹臥位療法の明らかな効果には、本稿で述べたようなドレナージ効果（肺

胞ドレナージ・口鼻腔ドレナージ）、呼吸機能の改善（換気・血流マッチング）、舌根沈下の予防がある。そのほかに、腹臥位療法にはさまざまな効果があるといわれている。

　わが国では、有働と並河によって、高齢者のADL低下や寝たきり廃用症候群を防止・改善させるための腹臥位療法が提唱され[10), 11)]、その後、地道に継続されている。腹臥位の効果は、拘縮、誤嚥と誤嚥性肺炎、残尿と慢性尿路感染症、便秘と糞づまり、尿便失禁、認知障害、褥瘡の予防と改善であり、これらによって高齢者、特に寝たきり老年者の生活の質の改善が期待される。しかしながら、現時点では、これらの腹臥位療法の効果は、十分に検証されているとはいえない。

　腹臥位療法を展開していくには、その実践を担う医師や看護師、理学療法士などが、上に述べたような効果のうち「何を目的として、腹臥位療法を行うか？」を、まず明確にする必要があると思われる。

　さらに、「どのような患者や人を対象とするか？」（神経筋疾患、慢性あるいは急性呼吸不全、手術後の患者、高齢者、寝たきり患者など）、「どこで行うか？」（慢性・急性の医療施設、介護施設、老人ホーム、家庭など）を明確にする必要がある。それによって、腹臥位の継続時間や回数、頻度、装具の有無など、具体的な方法が決められる。そして「何を指標として、その効果を評価するか？」も重要である。

　腹臥位療法の目的を定め、対象と方法を選び、その効果を適正に評価することが、腹臥位療法を展開させていく上での課題である。

7　腹臥位療法についてのまとめ

　本稿では、短時間腹臥位療法のドレナージ効果（肺胞ドレナージ、口鼻腔ドレナージ）と呼吸機能に及ぼす影響について、さらに舌根沈下の予防について、筆者の臨床研究を中心として概説した。

　短時間腹臥位療法は、進行した神経筋疾患の呼吸異常に対する治療手段として、特にそのドレナージ効果が有益と思われた。体位変換や呼吸リハビリ

テーションに組み込むことなどによって、その有効性をさらに発揮できるかもしれない。また、腹臥位の合併症（ドレナージされた分泌物による窒息、チューブトラブル、関節の過伸展、血行障害、転落など）の予防、腹臥位療法中の安全には十分に配慮しなければならないことは論を待たない。

神経筋疾患、慢性呼吸不全、高齢者、寝たきり患者に対する腹臥位療法は臨床研究が十分に行われておらず、エビデンスに乏しい。今後の発展が期待されるところである。

（安間 文彦）

【引用・参考文献】

1) 安間文彦：治療，脳・神経・筋・循環器疾患の呼吸異常，医薬ジャーナル社，p.79-107, 2010. 1998.
2) 安間文彦，野口雅弘，酒井素子，他：気管切開後の神経筋疾患患者における短時間腹臥位が酸素化に及ぼす効果，日本呼吸ケア・リハビリテーション学会誌，17（2），p.171-174, 2007.
3) 安間文彦，野口雅弘，田村拓也，他：24時間人工呼吸中の神経難病における短時間腹臥位が呼吸代謝におよぼす影響，日本呼吸ケア・リハビリテーション学会誌，18（3），p.242-246, 2008.
4) 安間文彦：その他の病変の呼吸異常，脳・神経・筋・循環器疾患の呼吸異常，医薬ジャーナル社，p.181-196, 2010.
5) 安間文彦：前角細胞障害の呼吸異常，脳・神経・筋・循環器疾患の呼吸異常，医薬ジャーナル社，p.135-140, 2010.
6) 安間文彦：神経疾患の慢性呼吸不全に対する腹臥位の効果，看護，60（6），p.101-104, 2008.
7) 安間文彦，棚橋保，白石弘樹他：神経筋疾患の慢性期呼吸リハビリテーション―排痰法の意義と実際，医療，65（8），p.425-430, 2011.
8) 安間文彦，棚橋保，田中信彦，他：気管切開人工呼吸中の急性中耳炎の発生頻度に及ぼす短時間腹臥位の効果―予備的介入試験，日本呼吸ケア・リハビリテーション学会誌，23（1），p.78-81, 2013.
9) 安間文彦，日野原重明：腹臥位療法の意義について，日本医事新報，4337，p.68-71, 2007.
10) 有働尚子：低ADL（高齢）患者に対する腹臥位療法のすすめ QOL重視の全人間的アプローチ，看護学雑誌，3（11），p.1004-1015, 1999.
11) 並河正晃：腹臥位療法とは，老年者ケアを科学する―いま、なぜ腹臥位療法なのか，医学書院，p.39-68, 2002.

<エピローグ>
望まれる腹臥位を科学する看護の視点

■ 腹臥位療法の3つのルーツ

　1999年に腹臥位療法推進研究会が日野原重明先生、川嶋みどり先生らによって発足し、腹臥位療法が広く認知され普及するきっかけとなった。

　今日の腹臥位療法は3つの異なった起源を持っている。1つは高齢者が寝たきりにならないためのケアに腹臥位療法を活用した並河医師の業績、2つ目は長期臥床のために関節拘縮と四肢の廃用性筋委縮を来し全介助となった患者を自立に導く目的で腹臥位療法を活用した有働医師の実践と普及活動、3つ目は急性呼吸不全（ARDS）を劇的に改善する治療法として腹臥位療法を独自に開発し集中治療領域に普及させた山内医師らの臨床研究である。腹臥位療法推進研究会はこれらの成果を包括した上で、腹臥位の多様な効果について生理学的な解説を加え、新知見を追加するなどして発信してきた。

　さらに、市民生活における健康法（うつぶせ寝健康法）として応用可能であることも明らかにした。

■ 腹臥位の効果を理論づける2つの考え方

　腹臥位療法がなぜこれほど広範囲に効果を示すのか？

　この疑問への回答は、今後、腹臥位療法の効果をもっと深く検証し普及させる際の基盤をなす考え方として重要であろう。

　いくつかの回答があるが、その中でも重要な考えの1つに「仰臥位は安全で安楽な姿勢であるが、これを長期間持続することは有害である」がある。

わが国では安眠は仰臥位がスタンダードで、病人が仰臥位で安静にしていると「重篤でなく、落ち着いている」と判断して、そっと、そのままにするだろう。今日も、明日も、その次の日も……。しかし、病気が急性であっても慢性でも、意識の有無にも関係なく、仰臥位を持続することは生理学的に有害であることを忘れてはならない。

　もう1つ、重要な考え方がある。ヒトの身体の構造と配置は祖先が四足（腹臥位）で暮らしていた頃に完成した。その後、二足歩行へと進化したが、立位動作に関係のない臓器や構造はほとんどが当時のままの姿で残されていて、「腹臥位で最も円滑に機能し、効果を発揮する」と考えられているのである。事実、腹臥位療法で効果があると報告されている現象は、そのほとんどが四つん這いでの機能を考えると合理的に説明がつく。

■ 身体に作用する重力ベクトルの変化が全ての源

　代表的な解剖学的特徴を立体的に概観してみよう。

　体内への出入り口は、全て身体のほぼ前側（腹側）に開口しているので、鼻・口・尿路・肛門が排泄孔として機能する際は、腹臥位になったほうが有利になる。一方、背中側は茶碗の底と同じく出口がないので、仰臥位にすると物が体内に溜まるばかりである。鼻・口には仰臥位で唾液や食物が溜まりやすく、誤嚥して窒息や重症の肺炎になる危険性が高く、感染性の分泌物を嚥下して肺炎や腸炎になる危険性もある。他方、腹臥位ではこれらが自然に流れ出て、簡単に吐き出すことができる。危険回避の手段として、腹臥位は臨床治療では活用されている。

　膀胱から尿道への出口（尿道口）は、腹臥位でほぼ膀胱の一番低い位置になるため残尿がなく、残渣が形成されにくい。肛門と直腸は背中側の背骨近傍に密着固定され、大腸の終末に位置する下行結腸も背中側に固定されている。この両者の間をつなぐS状結腸は、比較的長い腸間膜に包まれて背中側からぶら下がる構造になっていて、S状結腸から直腸への便の移動は腹臥位で最もスムーズになる。

尿が貯留して膨れた膀胱や後屈した子宮は、仰臥位では直腸・S状結腸を圧迫する。その他の要因も加わって仰臥位では便秘気味となるが、腹臥位で便秘は軽減あるいは解消されると考えられている。

　また、急性出血性直腸潰瘍は、長期間臥床を余儀なくされた疾患を持つ高齢者によくみられる病気で、しばしば突然の大量出血でショック状態になり、緊急対応が必要になるが、側臥位や腹臥位を維持することで発症が抑制され、治癒が促進されることが確認されている。この病気の発生機序はまだ解明されていないが、仰臥位では直腸領域の血流量が低下して潰瘍が形成されるのに対し、側臥位や腹臥位では血流が改善すると考えられている。類似の機序によると考えられる宿便性潰瘍という病気にも腹臥位は効果がある。

　このように、体位によって体内の血流分配、特に静脈血や毛細血管の血流が大きく変化する。そして、血流分布の変化が最も顕著に現れるのが、本書の主要なテーマである「急性呼吸不全（ARDS）における腹臥位の効果」（血液酸素濃度の改善など）である。

　さらに、腹臥位には関節の拘縮を緩める効果、脳圧を下げる効果、胃内容物の通過促進などがみられるとする報告が多い。自律神経や脳の高次機能への好ましい影響も期待されている。

　このような腹臥位の多彩な生理学的効果が生じる機序は、「身体に作用する重力ベクトルの変化」が唯一の源である。仰臥位から腹臥位に体位変換すると重力ベクトルは裏表が逆転した状態に劇的に変化して、臓器の位置や形態、血流や体液の分配や分布など解剖学的な変化が3次元的に生じて生理学的機能に甚大な影響を及ぼすのである。

■ 客観的な観察に基づく深い記述の蓄積が求められている

　冒頭に述べた3つの起源をたどると、わが国での腹臥位療法の歴史は20年を超え、腹臥位療法推進研究会が発足して16年が経過したが、腹臥位療法が間違いなく有効であることを厳密に立証したわが国からの科学的研究成果は残念ながらまだない。

今後、経験症例の報告は「客観的な観察に基づく深い記述」であること、研究報告は「研究計画の段階から医学的な評価や批判に耐えられる質の高いレベルをめざすべき」であることを付言しておきたい。

　最後に、本書の企画を提案し編纂を促していただいた日野原重明先生には心から御礼を申し上げます。また、短期間に執筆いただいた著者の皆さん、そしていくつもの出版業務を抱えながらも編者の我儘を受け入れ、的確なアドバイスをいただいた望月正敏氏（日本看護協会出版会編集部）には、そのご努力に深く感謝を申し上げます。

（丸川 征四郎）

看護に生かす腹臥位療法
うつぶせ寝で「身体と心」を取り戻す

2016年5月20日　第1版第1刷発行　　　　　　　　　　〈検印省略〉

監　　修 ●	日野原重明
編　　著 ●	川嶋みどり／丸川征四郎
発　　行 ●	株式会社 日本看護協会出版会

〒150-0001 東京都渋谷区神宮前5-8-2　日本看護協会ビル4階
〈注文・問合せ／書店窓口〉TEL/0436-23-3271　FAX/0436-23-3272
〈編集〉TEL/03-5319-7171
http://www.jnapc.co.jp

装　　丁 ● 齋藤久美子
表紙装画 ● John C. Ralston / getty images
本文デザイン
印　　刷 ● 株式会社フクイン

●本書の一部または全部を許可なく複写・複製することは著作権・出版権の侵害になりますのでご注意ください。

ⓒ2016　Printed in Japan　　　　　　　　　　　　　　　ISBN978-4-8180-1969-0